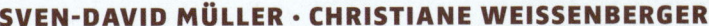

SVEN-DAVID MÜLLER · CHRISTIANE WEISSENBERGER

Ernährungsratgeber Reizdarm

Genießen erlaubt

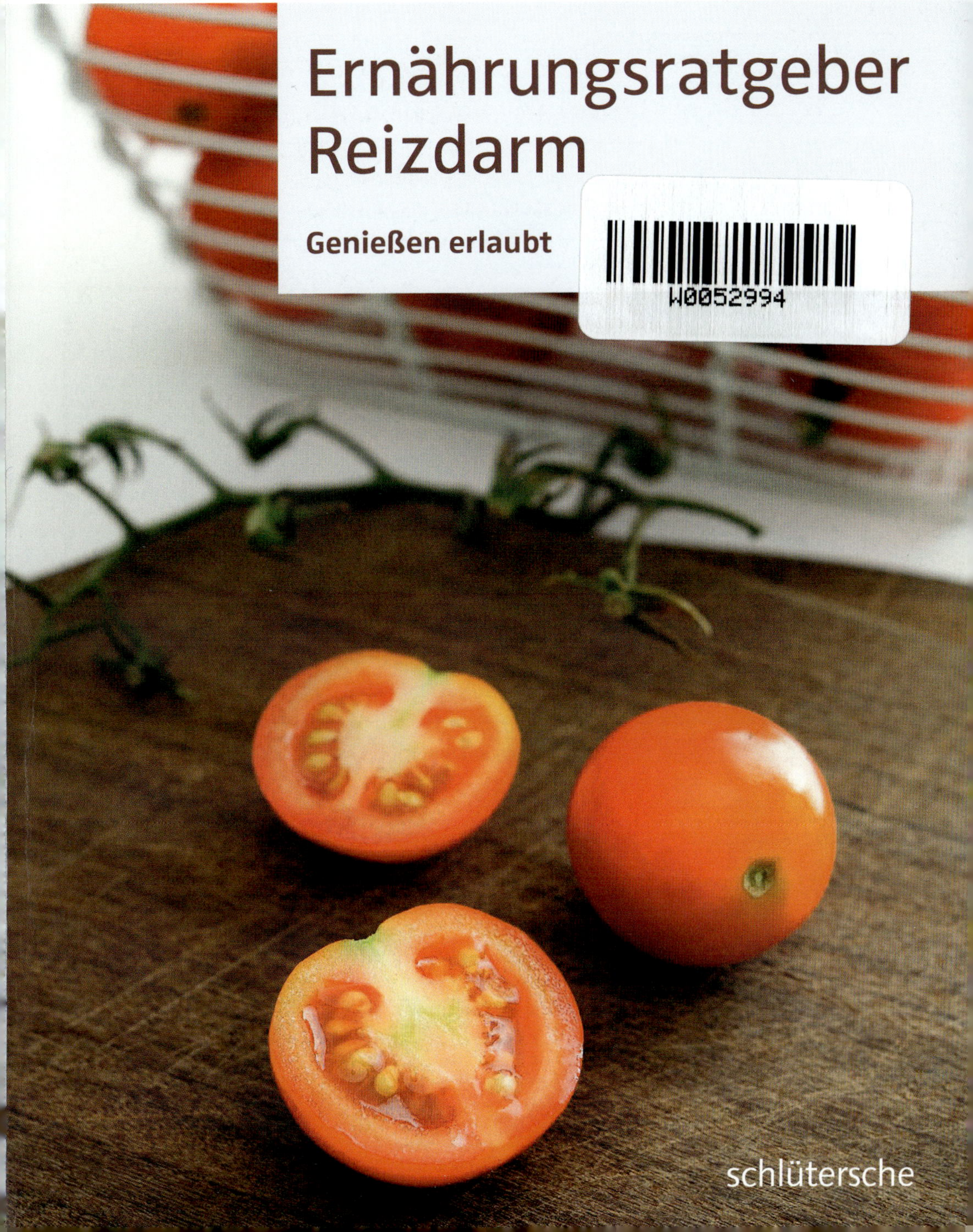

schlütersche

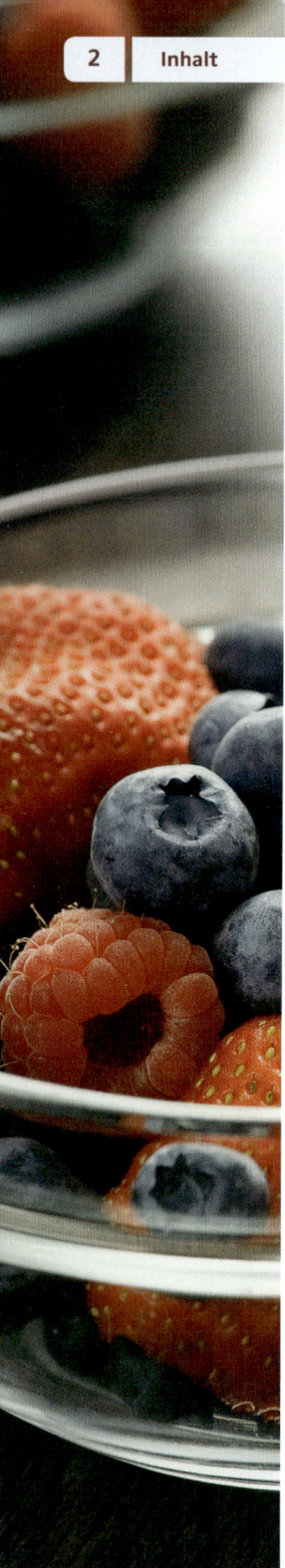

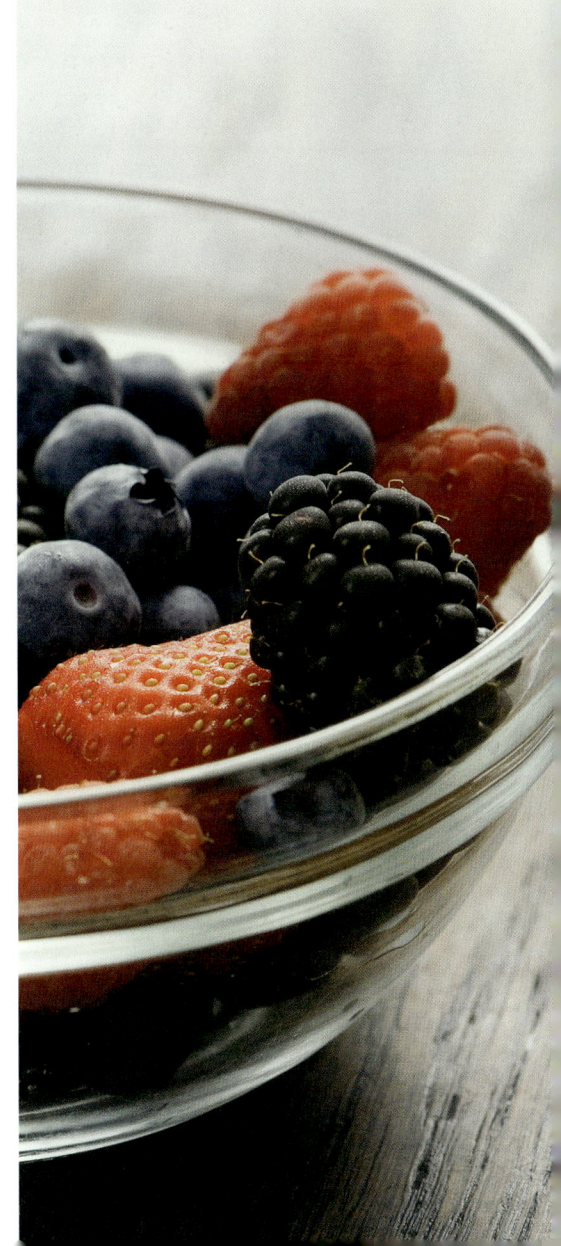

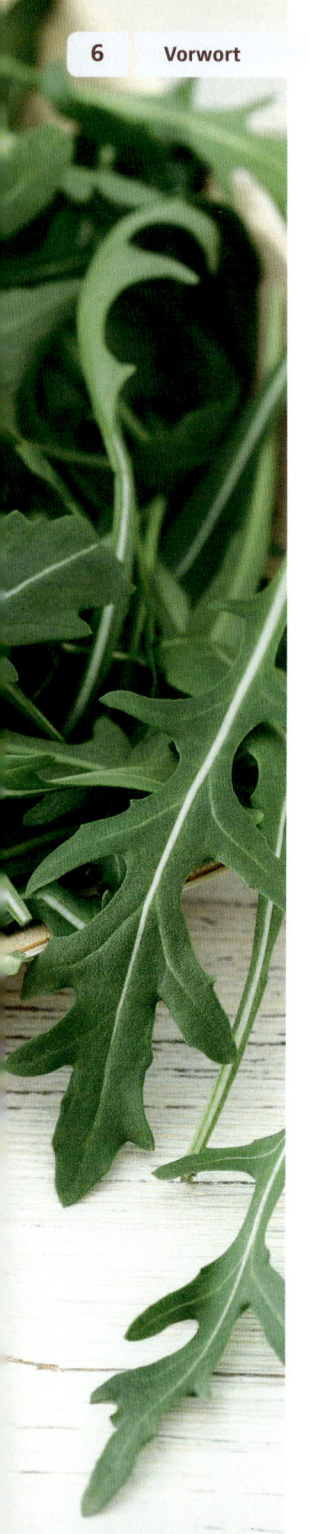

VORWORT

Liebe Leserin, lieber Leser,

immer mehr Menschen erhalten von ihrem Arzt die Diagnose „Reizdarmsyndrom". Die Dt. Reizdarmselbsthilfe e. V. geht davon aus, dass fast 25 Prozent der Bevölkerung in den Industrienationen unter unspezifischen Verdauungsstörungen leiden. Die Hauptbeschwerden des Colon irritabile – so lautet die fachsprachliche Bezeichnung – sind ein unruhiger Magen-Darm-Trakt, Blähungen, Sodbrennen, Unwohlsein und ein schlicht und ergreifend unangenehmes Gefühl im Verdauungstrakt. Doch nur ein Teil der Patienten geht zum Arzt. Davon werden nur wenige korrekt diagnostiziert und schließlich nur 500.000 bis 750.000 richtig und gut behandelt. Das muss sich ändern, denn die Beschwerden sind belastend – aber das müssen wir Ihnen als Reizdarm-Geplagten ja nicht sagen.

Jeder von uns kennt das Gefühl, wenn uns etwas auf Magen oder Darm schlägt. Denken Sie nur an den Durchfall vor dem Zahnarztbesuch oder die Verstopfung in den ersten Urlaubstagen. Aber obwohl psychische Faktoren das Reizdarmsyndrom beeinflussen können, ist es keine psychische Erkrankung und ein Psychologe kann es, zumindest allein, nicht heilen. Umso bedauerlicher ist es, dass Reizdarm-Patienten oft nicht ernst genommen werden und schließlich in einer Psychotherapie landen. Andererseits gibt es für das Reizdarmsyndrom leider auch keine organische Ursache – mit anderen Worten: Der Arzt findet nichts und oft ist die Diagnose mühsam zu stellen.

Durch eine Ernährungsumstellung können Sie in der Regel jedoch viele der Beschwerden in den Griff bekommen. Die Ernährungstherapie hat zahlreiche Möglichkeiten, denn zuweilen liegen den Symptomen andere Erkrankungen zugrunde, wie Laktoseintoleranz, Fettverdauungsstörung, Fehlbesiedelung des Magen-Darm-Traktes mit Mikroorganismen, Veränderungen der Darmflora, ein durchlässiger Darm (Leaky Gut) oder eine Zöliakie (Glutenunverträglichkeit). In jedem Fall müssen Sie, wenn Sie über längere Zeit Beschwerden mit dem Magen-Darm-Trakt haben, zum Gastroenterologen gehen. Dieser spezialisierte Internist kann Ihnen in der Regel schon nach kurzer Zeit helfen. Er kennt alle medizinischen Leitlinien, die die Diagnostik und Therapie klar regeln und wissenschaftlich abgesichert sind.

In vielen Fällen hilft eine Ernährungsumstellung.

Eine allgemein gültige Ernährungsempfehlung für Reizdarm-Patienten gibt es nicht. Dazu sind die Beschwerden bei jedem Betroffenen zu unterschiedlich. Daher ist es besonders wichtig, dass Sie ein Ernährungs- und Beschwerdetagebuch führen, um Lebensmittel zu identifizieren, die bei Ihnen Probleme auslösen. Es gibt Patienten, die alles vertragen außer Zwieback. Andere haben Probleme mit Milch und vertragen Linsen und Zwiebeln bestens. Wieder andere benötigen zur Verdauungsregulation Milchzucker. Andere vertragen Milchzucker nicht. Manche Patienten haben extreme Blähungen und dadurch richtige Schmerzen – sie müssen auf blähende Speisen verzichten.

„Die Diagnose eines Reizdarms ist sehr schwierig."

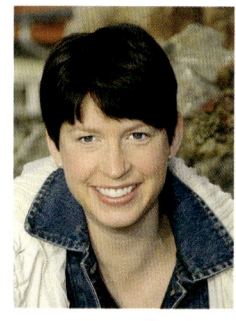

Christiane
Weißenberger
*Staatlich anerkannte
Diätassistentin/
Diabetesassistentin*

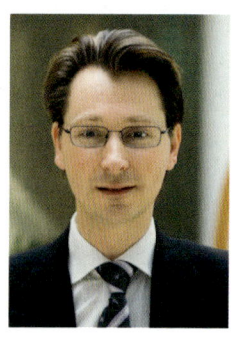

Sven-David Müller
*M. Sc., Staatlich
anerkannter
Diätassistent/
Diabetesberater DDG
und Gesundheits-
publizist*

*„Bei einem Reizdarmsyndrom ist
Entspannung besonders wichtig."*

Andere haben gerade damit keine Probleme. Es gibt Menschen, die durch das Vermeiden von Milchzucker und das Verwenden von Pfefferminzöl und Probiotika schon nach wenigen Wochen praktisch keine Schwierigkeiten mehr haben. Andere benötigen eine Entspannungstherapie, da ihre Beschwerden durch Stress besonders ausgeprägt sind. Durch die Zusammenarbeit mit Almut Müller – ausgebildete Entspannungspädagogin und psychologische Beraterin – wissen wir auch, wie positiv sich autogenes Training auswirken kann.

Als Reizdarmpatient benötigen Sie eine individuelle ärztliche Diagnose und Therapie sowie eine ernährungstherapeutische Beratung und Behandlung. Die kann dieses Buch natürlich nicht ersetzen. Es kann diese aber gut unterstützen und mit leckeren Rezepten Anregungen für Ihre täglichen Mahlzeiten geben.

Wir wünschen Ihnen, dass Ihr Magen-Darm-Trakt zur Ruhe kommt und seine Ausgeglichenheit zurückgewinnt.

*Ihr
Sven-David Müller*

*Ihre
Christiane Weißenberger*

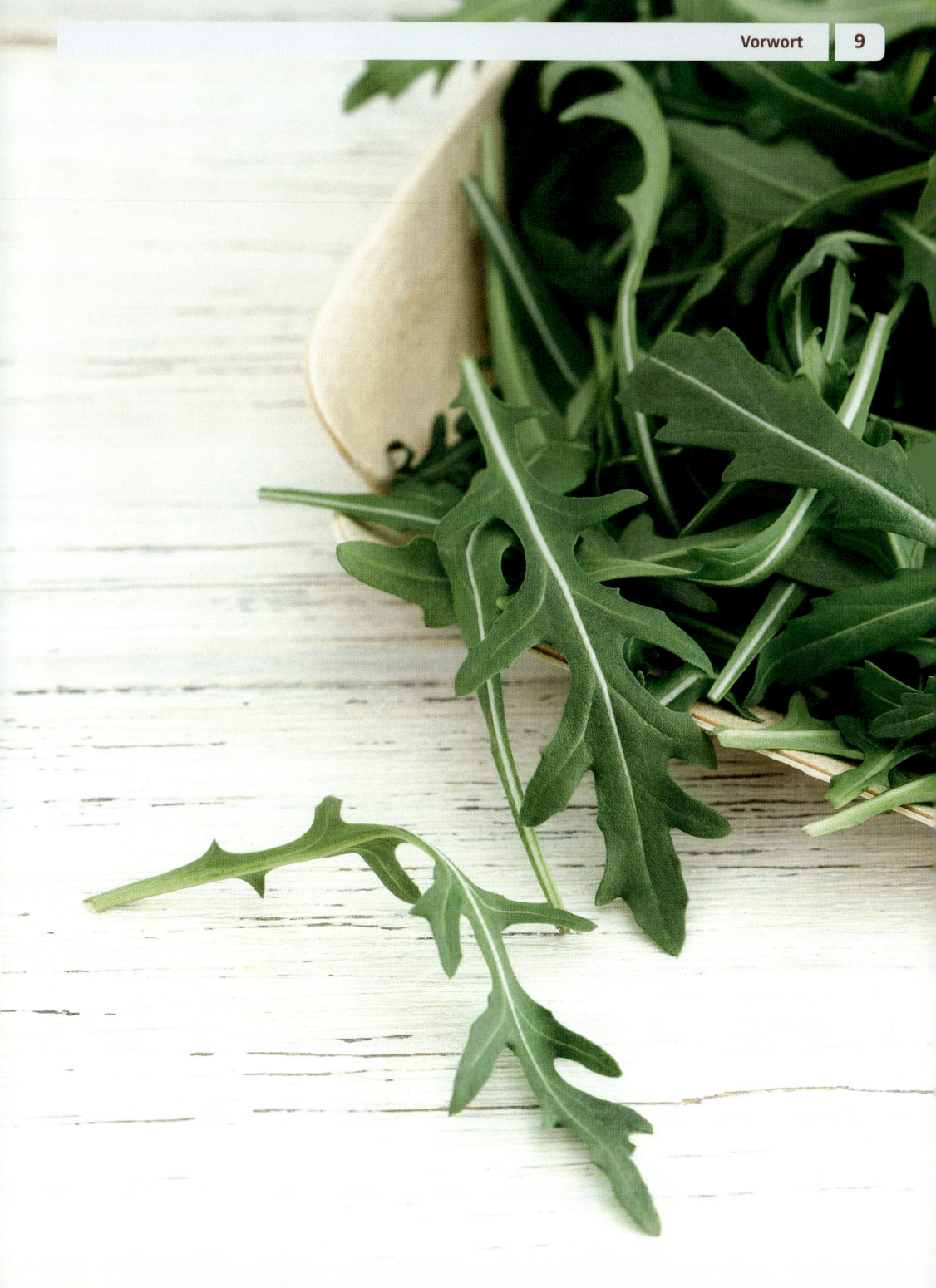

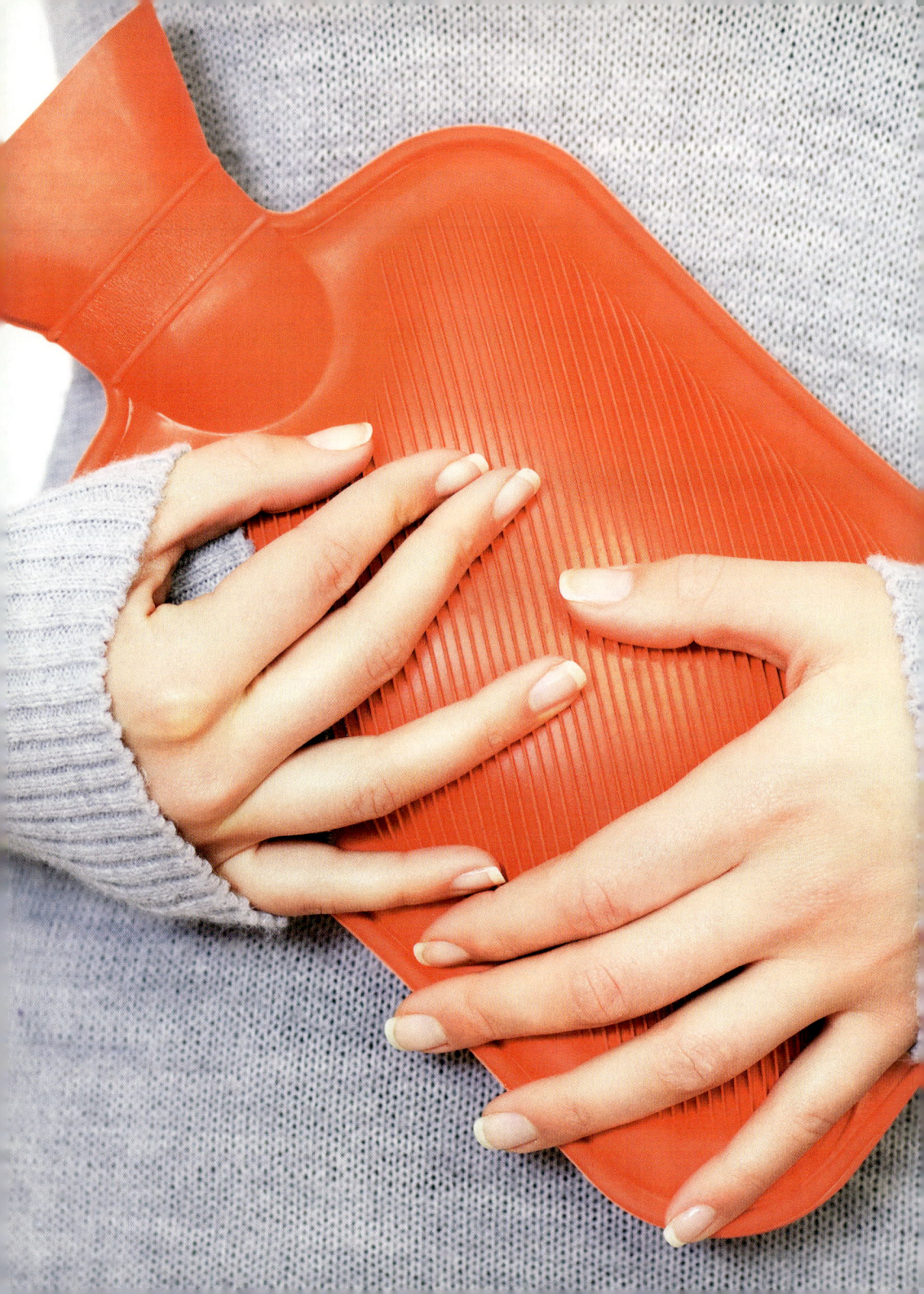

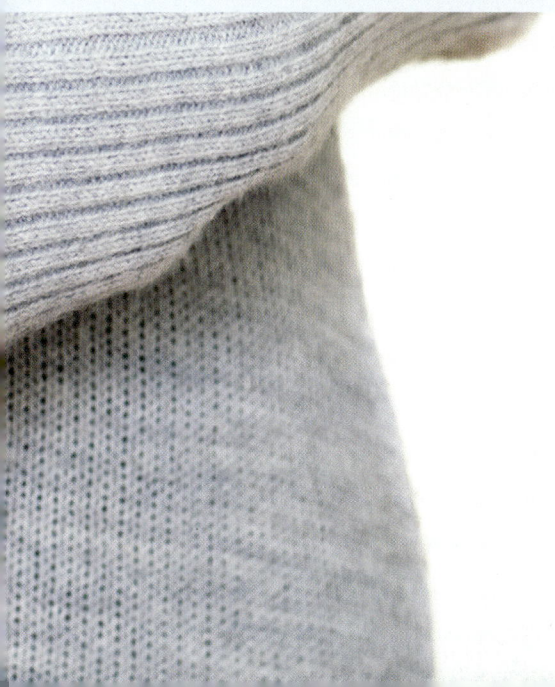

REIZDARM – WAS SIE DARÜBER WISSEN MÜSSEN

In Deutschland sind schätzungsweise bis zu 12 Millionen Menschen von einem Reizdarmsyndrom betroffen, davon mehr Frauen als Männer. Nur ein Teil von ihnen leidet unter schweren Symptomen, die die Lebensqualität jedoch erheblich beeinträchtigen können. In diesem Kapitel erfahren Sie, was sich hinter dem Begriff Reizdarmsyndrom verbirgt, wie Ihr Arzt die Diagnose stellt und welche Möglichkeiten es gibt, um dem Schmerz und Unwohlsein zu begegnen.

Was genau bedeutet Reizdarm?

!

Als „funktionell"
bezeichnet man
Erkrankungen,
denen keine
organische Ursache
zugrunde liegt.

Ärzte haben für viele Krankheiten, Diagnosemethoden und Laborwerte Abkürzungen. Das Reizdarmsyndrom heißt kurz RDS. Beim Reizdarm handelt es sich um eine funktionelle Störung des Verdauungstrakts. Das heißt, er ist in seiner Funktion beeinträchtigt, es lässt sich jedoch keine erkennbare Ursache an den Verdauungsorganen selbst feststellen. Medizinische Untersuchungen, wie beispielsweise eine Darmspiegelung, ergeben daher keinen krankhaften Befund.

Das Reizdarmsyndrom wird auch als Colon irritabile, als Irritable Bowel Syndrome (IBS) oder irritables Darmsyndrom bezeichnet. Häufige Symptome sind Bauchschmerzen, Blähungen, Stuhlunregelmäßigkeiten (Wechsel zwischen Verstopfung und Durchfall), Schleimabgang mit dem Stuhl sowie Völlegefühl. Diese Symptome verringern die Lebensqualität der Betroffenen deutlich. Auch andere Beschwerden wie Menstruationsbeschwerden, Kopfschmerzen, Rückenschmerzen, Müdigkeit und Herzklopfen können hinzukommen. Obwohl ein Reizdarm sehr belastend sein kann, ist er letztlich aber ungefährlich.

!

Ein Reizdarm wird
oft vereinfacht als
„nervöser Darm"
bezeichnet.

Kennt man Ursachen oder Auslöser?

Die Ursachen des Reizdarmsyndroms sind weitgehend unklar. Vermutlich handelt es sich um Veränderungen der Darmbewegung und -beweglichkeit, Immunreaktionen und psychische Faktoren. Als eine entscheidende Erklärung gilt heute das gestörte Wechselspiel der Nerven im Darm mit der Darmmuskulatur. Normale Reize, wie der Füllungszustand des Darms, werden vom Bauchhirn fälschlicherweise in Schmerzreize übersetzt, sodass oftmals schon kurz nach dem Essen Bauchschmerzen einsetzen. Womöglich spielt der chemische Botenstoff Serotonin dabei eine entscheidende Rolle – er ist unter anderem für die Steuerung der Darmfunktion und die Schmerzwahrnehmung verantwortlich.

Ist zudem auch noch die Koordination der Muskelaktivität des Darmes durcheinandergeraten, können auch Blähungen und krampfartige Schmerzen sowie so gegensätzliche Symptome wie Durchfall oder Verstopfung die Folge sein.

Oftmals entsteht ein Reizdarm nach der Einnahme von Antibiotika. Dies könnte im Zusammenhang mit der Darmflora und dem Immunsystem stehen. Daher können auch Probiotika – also Mikroorganismen, die die Darmflora lebend erreichen (siehe Seite 28) – eine positive Wirkung entfalten, leider allerdings nicht bei allen Patienten. Wahrscheinlich liegt dem Reizdarm eine Vielzahl von Störungen mit ähnlicher Symptomatik, aber unterschiedlichen Ursachen zugrunde. Der Magen-Darm-Trakt hat Sinneszellen, die den Geschmacksknospen auf der Zunge durchaus ähnlich sind – hierzu haben Forscher interessante Ergebnisse vorgestellt. Auch Aroma- und Geschmacksstoffe können bei der Auslösung von Reizdarmproblemen eine Rolle spielen.

!

Bei vielen Patienten ist die Schmerzempfindlichkeit des Darms erhöht; sie nehmen Veränderungen in diesem Bereich deutlicher wahr.

!

Mindestens 15 Prozent der Deutschen sind vom RDS betroffen.

Bereits vor 3000 Jahren beschrieb Hippokrates einen Patienten mit Bauchbeschwerden, verändertem Stuhlverhalten, Blähungen und Stuhldrang. Der Begriff „spastisches Kolon" oder „irritables Colon" wurde 1928 von Ryle und 1929 von Jordan und Kiefer benutzt, die eine Störung des Dickdarms bei 30 Prozent der gastroenterologischen Patienten mit Bauchschmerzen und gestörter Stuhlentleerung beschrieben.

Wichtige Auslöser des Reizdarmsyndroms sind:
- Stress, Konflikte und psychische Belastungen, die auf Dauer den Darm überreizen,
- eine ungünstige Ernährungsweise mit ballaststoffarmer und fettreicher Kost,
- Medikamente,
- eine gestörte Darmflora,

- hormonelle Einflüsse,
- Störungen der Immunabwehr,
- Allergien gegenüber Nahrungsmitteln und Getränken wie Milchprodukte, Zitrusfrüchte, Kaffee oder Alkohol,
- Lebensmittelunverträglichkeiten wie Laktose- oder Fruktoseintoleranz.

Unser Verdauungsapparat

Nach der Mundhöhle, in der die Verdauung der Kohlenhydrate beginnt, gelangt der Speisebrei oder das Getränk über die Speiseröhre in den Magen.

Dieser dient vornehmlich als Reservoir. Außerdem vernichtet die Magensäure bestimmte Krankheitserreger und hilft Eiweiß besser zu verdauen. In kleinen Portionen gibt der Magen den Speisebrei anschließend an den Dünndarm ab.

Hier findet durch verschiedene Enzyme, die aus der Dünndarmschleimhaut oder der Bauchspeicheldrüse stammen, die eigentliche Verdauung statt. Die Gallenflüssigkeit, die ebenfalls in den Dünndarm abgegeben wird, ist wichtig für eine optimale Fettverdauung.

Die kleinsten Bausteine der Nährstoffe werden dann nach der Verdauung über die Dünndarmschleimhaut ins Blut aufgenommen. Auch Vitamine, Mineralstoffe, Wasser und andere wichtige Nahrungsinhaltsstoffe werden vornehmlich über die Dünndarmschleimhaut aufgenommen.

Danach gelangen die Überbleibsel – unverdauliche Nahrungsbestandteile wie Ballaststoffe, aber auch Bakterien – in den Dickdarm, wo sie eingedickt und schließlich über den Anus ausgeschieden werden.

Die Darmflora im Dickdarm besteht aus vielen Milliarden Bakterien und ist insbesondere für die körpereigene Abwehr wichtig.

Der Verdauungsapparat

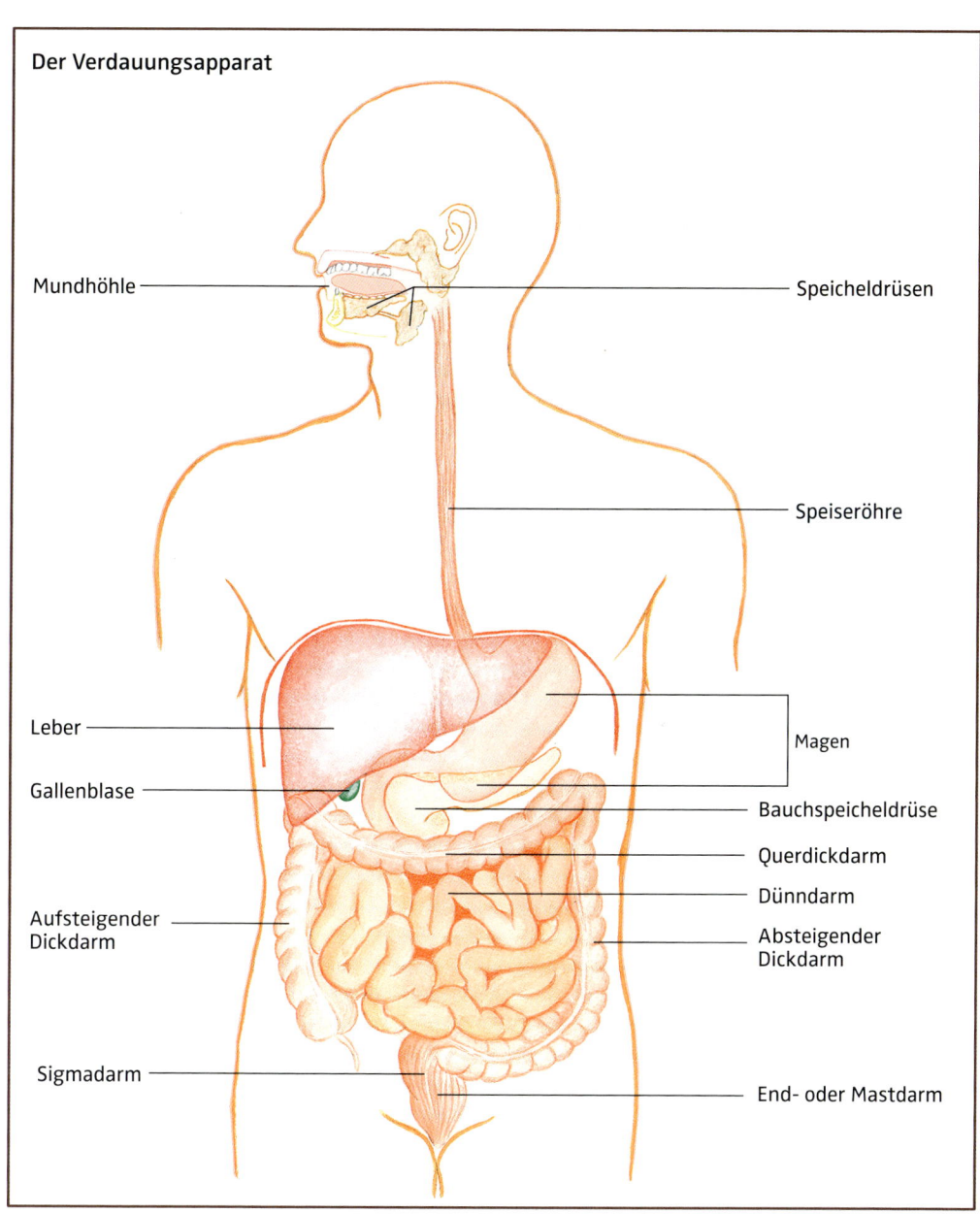

Mundhöhle

Speicheldrüsen

Speiseröhre

Leber

Magen

Gallenblase

Bauchspeicheldrüse

Querdickdarm

Dünndarm

Aufsteigender
Dickdarm

Absteigender
Dickdarm

Sigmadarm

End- oder Mastdarm

Wie wird ein Reizdarm diagnostiziert?

Da es sich beim Reizdarmsyndrom um ein Leiden handelt, das nicht ohne Weiteres objektiv messbar ist, ist die Diagnosestellung gar nicht so einfach. Sie sollten daher einen Facharzt zu Rate ziehen, der mit dem Krankheitsbild Erfahrung hat, einen Gastroenterologen.

!

Der Gastroenterologe ist ein Arzt für innere Medizin, der auf Verdauungsorgane und Ernährungsstörungen spezialisiert ist.

Der Gastroenterologe stellt einen Reizdarm mittels Ausschlussdiagnose von organischen Erkrankungen der Bauchregion fest. Er richtet sich bei der Diagnosestellung nach den Rom-II-Konsensus-Kriterien der amerikanischen Gesellschaft für Gastroenterologie und anderer Fachgesellschaften. Er stellt die Diagnose Reizdarm, wenn innerhalb der letzten zwölf Monate mindestens zwölf Wochen lang – aber nicht unbedingt in Folge – Bauchschmerzen oder Unwohlsein mit zwei der drei Probleme eingetreten sind:

- Linderung der Schmerzen durch Stuhlgang,
- Beginn der Schmerzen verbunden mit einer Veränderung der Stuhlhäufigkeit,
- Beginn der Schmerzen verbunden mit einer Veränderung der Stuhlkonsistenz.

!

Ein Reizdarm wird in erster Linie mittels Ausschlussdiagnose festgestellt.

Es gibt eine Reihe von weiteren Punkten, die die Diagnose unterstützen, aber für sich allein keine solche erlauben:

- Abnorme Stuhlhäufigkeit (beispielsweise mehr als drei Stühle pro Tag oder weniger als drei pro Woche),
- abnorme Stuhlkonsistenz (zu weich, zu hart),
- abnormes Absetzen von Stuhl (starkes Pressen oder Gefühl der unvollständigen Entleerung),
- schleimiger Stuhlgang oder schleimige Auflagerung (kann auch auf eine chronisch-entzündliche Darmerkrankung, insbesondere auf Colitis ulcerosa hinweisen),
- Blähungen und ein Gefühl des Aufgeblähtseins.

Vor der Diagnosestellung muss der Arzt verschiedene Untersuchungen durchführen: eine Darmspiegelung, eine Magen- und Dünndarmspiegelung mit Gewebeprobe, eine Ultraschalluntersuchung des Bauches, eine Blutuntersuchung, einen H2-Atemtest sowie einen Test auf Sorbitunverträglichkeit. Nur so lassen sich andere Erkrankungen als Ursache der Beschwerden ausschließen. Die Diagnose ist aufwendig und nicht ganz einfach. Aber erfahrene Gastroenterologen stellen sie regelmäßig und zuverlässig. Die Kosten werden von den Krankenkassen übernommen.

Die Empfindlichkeit des Darms auf einen Reiz (Reizschwellenbestimmung) kann mithilfe eines Barostats, einer pneumatischen Pumpe, gemessen werden. Diese Form der Diagnose ist wissenschaftlich jedoch noch nicht eindeutig geklärt. Manche Ärzte führen auch Tests auf Nahrungsmittelunverträglichkeiten durch eine sogenannte Nahrungsmittelprovokation durch.

Zu welchem Reizdarmtyp gehören Sie?
- Diarrhö-Typ (Durchfall): Er ist mit 31 Prozent am stärksten verbreitet. Typisch sind täglich mehrere breiige bis wässrige Stuhlentleerungen. Der Stuhldrang trifft den Patienten sehr plötzlich, oft direkt nach dem Essen, und ist dann kaum noch aufzuhalten. Nachts sind die Patienten meist beschwerdefrei.
- Obstipations-Typ (Verstopfung): Er tritt bei etwa 21 Prozent der Reizdarmpatienten auf. Die Stuhlentleerung ist äußerst mühsam und der Patient hat das Gefühl, sich nicht entleert zu haben. Der Stuhl ist hart, oft ist auch ein Schleimabgang festzustellen. Über den Tag hinweg ist der Stuhl in der Konsistenz normal bis breiig.
- Schmerz-Typ: Er liegt zu 21 Prozent vor und tritt meist zusammen mit dem Diarrhö-Typ auf. Besonders nach dem Essen leiden die Patienten unter krampfartigem Bauchweh, sie werden auch häufig von Blähungen geplagt.
- Wechselform zwischen Diarrhö und Obstipation

Quelle: www.darmportal.de

Wie wird ein Reizdarm behandelt?

Die Therapie eines diagnostizierten Reizdarmsyndroms besteht in erster Linie darin, die Beschwerden zu lindern – eine dauerhafte Heilung ist leider noch nicht möglich. Die Therapie umfasst grundsätzlich die Bausteine Medikamente, psychotherapeutische Behandlung und allgemeine Maßnahmen, wozu auch eine entsprechende Ernährung gehört.

!

Die Therapie ruht auf drei Säulen.

Jeder Patient hat unterschiedlich stark ausgeprägte Beschwerden, die sich über die Jahre auch verändern können. Bei der Behandlung eines Reizdarms gibt es mehrere Ansätze, die körperliche und seelische Ursachen des Syndroms berücksichtigen. Manche Symptome lassen sich medikamentös mit pflanzlichen oder konventionellen Arzneimitteln behandeln, andere mit Entspannungstechniken oder psychologischen Methoden.

Die Therapie des Reizdarms umfasst also drei Bereiche:

Allgemeine Maßnahmen: Der Patient erhält eine professionelle Beratung durch einen Arzt und Ernährungsspezialisten und erlernt Methoden zum Stressabbau sowie Entspannungstechniken.

Symptombehandlung mit Medikamenten: Für die einzelnen Symptome gibt es Medikamente, die aber zeitlich begrenzt eingenommen werden sollten. Sie werden zur Bekämpfung der Hauptsymptome (Schmerzen im Bauch, Blähungen, Verstopfung, Durchfall und unregelmäßiger Stuhlgang) eingesetzt.

Psychotherapie: Heute weiß man, dass psychische Faktoren wie Stress und Ängste die Erkrankung beeinflussen können. In niedriger Dosierung können Antidepressiva Linderung verschaffen. Die medikamentöse Therapie muss mit erfahrenen Gastroenterologen und Psychiatern besprochen werden.

Folgende Maßnahmen haben sich als allgemein sinnvoll erwiesen:

- Trinken Sie ausreichend – zwei Liter Mineralwasser am Tag sollten es sein.
- Vermeiden Sie fettige und schwer verdauliche Nahrungsmittel.
- Achten Sie auf eine gesunde und ausgewogene Ernährung mit vielen Ballaststoffen. Ballaststoffe haben eine positive Wirkung auf die Darmflora und dienen Probiotika als Substrat. Probiotika sind Nahrungsmittelzusätze oder Arzneimittel, die die Darmflora positiv unterstützen.
- Nehmen Sie sich Zeit zum Essen – schnelles Essen zwischendurch erschwert die Verdauung.
- Wärme tut Ihrem Darm gut – machen Sie sich häufiger eine Wärmflasche und genießen Sie die wohltuende Wärme auf Ihrem Bauch.
- Reduzieren Sie deutlich Ihren Stress und bearbeiten Sie angestaute Konflikte. Suchen Sie sich dafür Hilfe. Lebensberater, Therapeuten und Entspannungspädagogen können Ihnen hilfreich zur Seite stehen.
- Bauen Sie gezielt mehr Entspannung in Ihren Alltag ein. Ein ruhiger Spaziergang an der frischen Luft, ein angenehmes Schaumbad, der Genuss eines warmen Kräutertees oder das Hören einer besinnlichen Musik können zum täglichen Entspannungsritual werden.

!

Sie können selbst viel dazu beitragen, um die Schmerzen in den Griff zu bekommen.

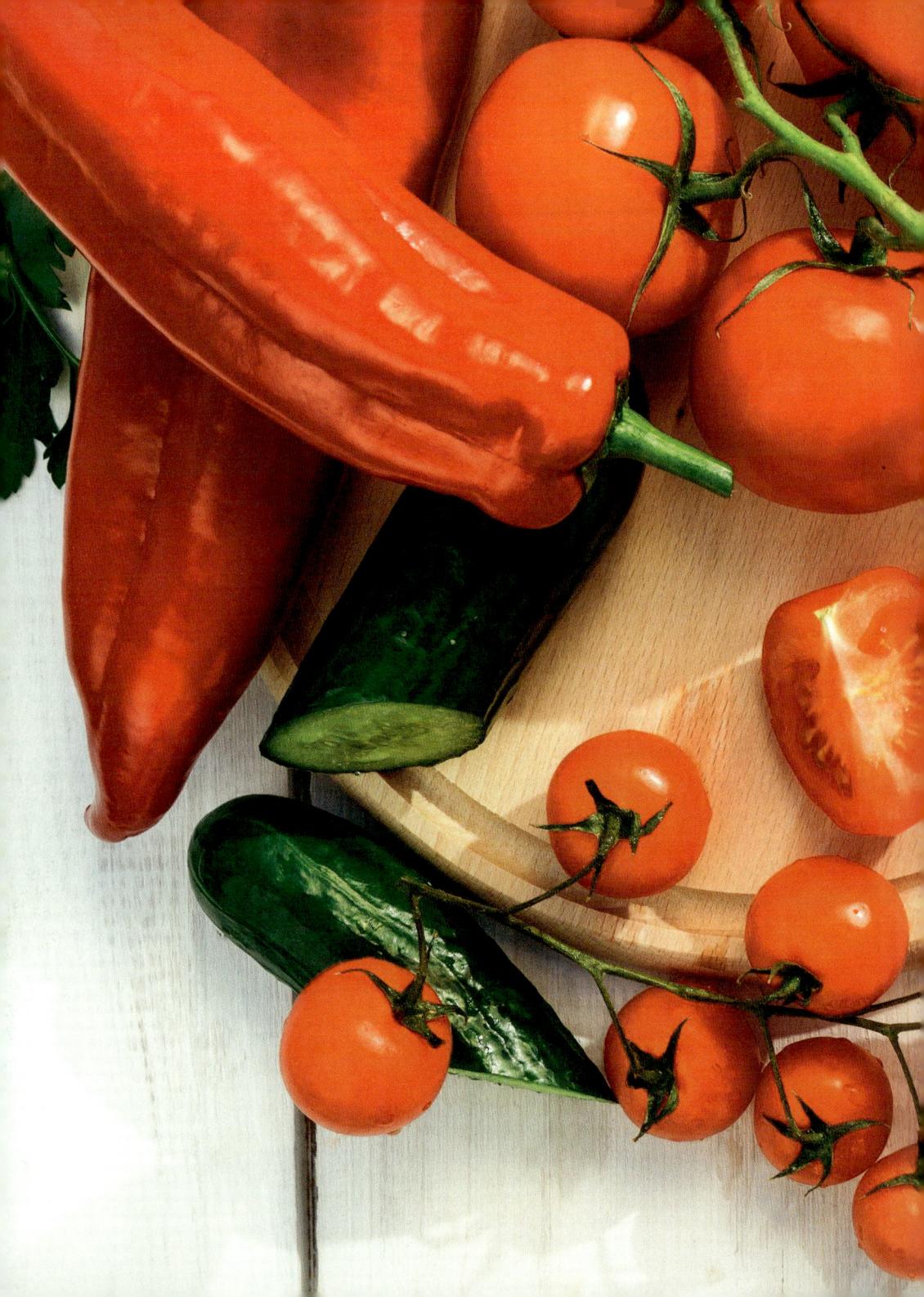

DIE ERNÄHRUNG UMSTELLEN – WAS IST JETZT WICHTIG?

Medikamente und eine psychotherapeutische Behandlung bekommen Sie vom Arzt verordnet. Bei der dritten Säule der Reizdarmtherapie hingegen, der Ernährung, ist Ihre Eigeninitiative gefragt, denn dieser Part liegt in Ihrer Hand. Eine spezifische „Reizdarm-Diät" gibt es zwar nicht, die richtige Ernährung trägt aber dazu bei, den Darm zu beruhigen und seine natürliche Funktion zu unterstützen. Hier erfahren Sie alles, was Sie über eine darmgesunde Kost wissen müssen.

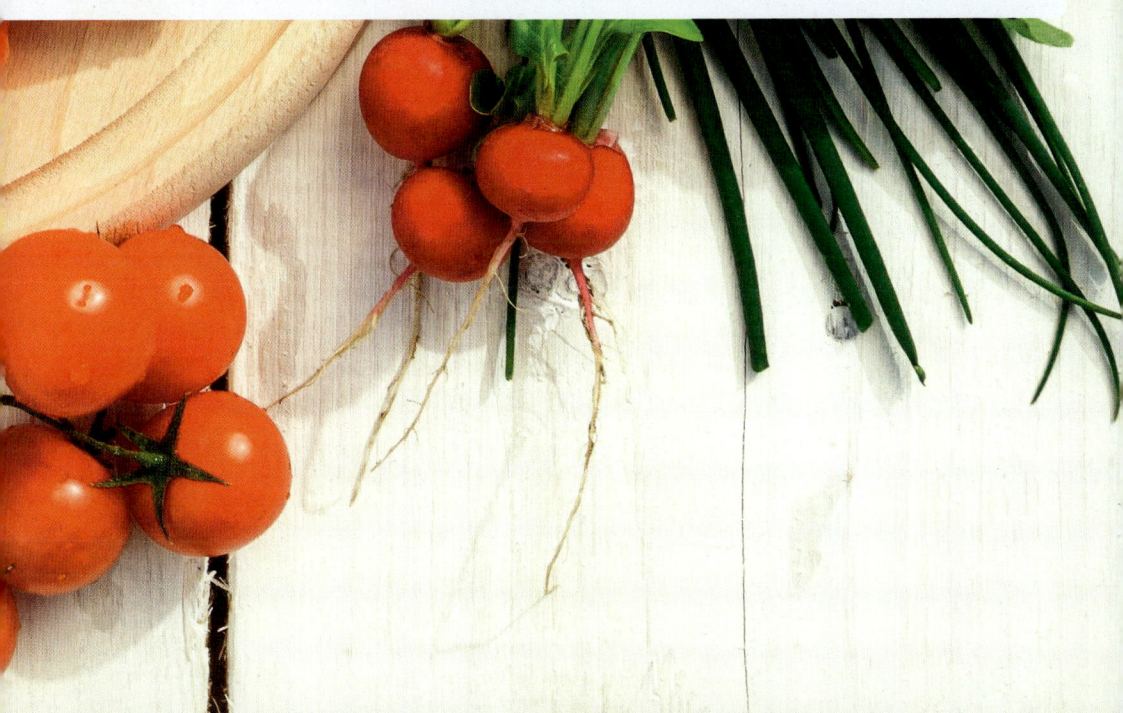

Die Eckpfeiler einer darmgesunden Kost

Ein Reizdarm ist in erster Linie zwar keine ernährungsbedingte Erkrankung, doch treten die Symptome bzw. Beschwerden oft in Abhängigkeit von der Ernährung auf. Viele Reizdarmpatienten leiden an einer Nahrungsmittelunverträglichkeit. Dabei kann es sich etwa um eine Laktoseintoleranz oder Fruktosemalabsorption handeln. Auch eine ballaststoff- und/oder fettreiche Ernährung kann Beschwerden auslösen oder verstärken. Leider gibt es beim Reizdarmsyndrom keine spezifische Diät. Stattdessen bestimmen die individuellen Symptome eines jeden Patienten, welche Ernährungsveränderungen für ihn sinnvoll sind. Eine große Rolle spielt die Menge und die Form der mit der Nahrung zugeführten Nährstoffe.

Vollwertig leichtes Essen – gesund für Magen und Darm

Gesunden empfiehlt man normalerweise die sogenannte Vollkost. Sie stellt sicher, dass wir alle lebenswichtigen Nährstoffe in ausreichender Menge zu uns nehmen und Ernährungsfehler wie zu viel Fett, Zucker oder Kochsalz vermeiden.

Leichte Vollkost Bei der Sonderform einer leichten Vollkost werden Lebensmittel gemieden, auf die viele Menschen – vor allem Menschen mit Reizdarmsyndrom – mit Blähungen, Völlegefühl und Aufstoßen reagieren. Dazu gehören rohe Zwiebeln, Kohlgemüse, Bohnen, frisches Hefegebäck und rohes Steinobst. Das Essen sollte nur leicht gewürzt sein, statt gebratener oder gerösteter Speisen werden gedünstete oder in Folie gegarte Gerichte bevorzugt. Die Kost sollte nicht zu fett- oder zuckerreich sein und weder zu heiß noch zu kalt verzehrt werden. Alkoholische oder kohlensäurehaltige Getränke sowie Kaffee sind ebenfalls nicht ideal.

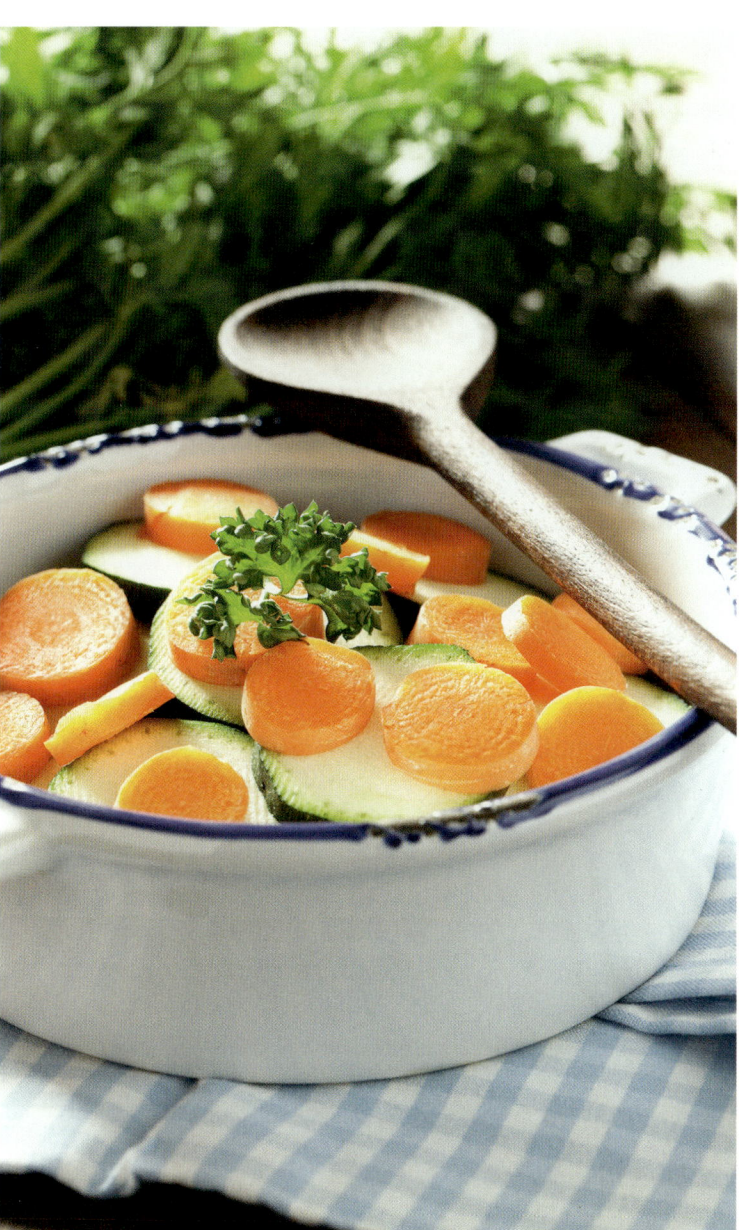

Leichte Vollkost ist vorwiegend gedünstet, fettarm und nur leicht gewürzt. Sie kann bei Reizdarm helfen.

Vollwerternährung Empfehlenswert ist die Vollwerternährung, die von den deutschen Ernährungswissenschaftlern Prof. Dr. Claus Leitzmann, Thomas Männle und Dr. Karl von Koerber entwickelt wurde. Es handelt sich dabei aber nicht um „Körnerkost", wie sie fälschlicherweise manchmal genannt wird. Vielmehr ist es eine überwiegend vegetarische Ernährungsweise mit Eiern und Milch, bei der wöchentlich ein- bis zweimal Fleisch empfohlen wird, aber auch Fisch, sowie Vollkornerzeugnisse, frisches Obst und Gemüse, Kartoffeln und Hülsenfrüchte. Als empfehlenswert gelten außerdem Lebensmittel wie gekeimtes Getreide, frische Getreideflocken, Nüsse, Vollkornbrot, Vollkornreis und Milchprodukte. Diese Ernährungsform bietet reichlich Ballaststoffe, Vitamine, Mineralstoffe, sekundäre Pflanzenstoffe und möglichst keine isolierten Zucker. Infolge des niedrigen Fleischverzehrs ist die Fett-, Cholesterin- und Purinzufuhr (Purine können Gicht verursachen) gering, die Deckung des Eisenbedarfs aber leichter als bei reinen Vegetariern.

Vollwertkost enthält
reichlich pflanzliche
Ballaststoffe.

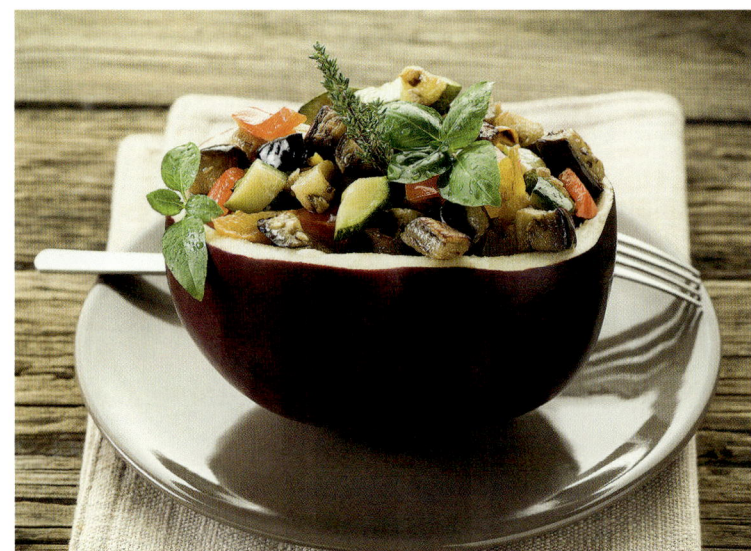

Eine vollwertige Ernährung ist nicht unbedingt leicht verdaulich und der hohe Ballaststoffgehalt der Vollkornprodukte fördert nicht selten die Entstehung von Gasen – andererseits sind Ballaststoffe für die Behandlung des Reizdarms von zentraler Bedeutung. Eine vollwertige Ernährung ist außerdem reizarm und sorgt für eine gesunde Darmflora. Testen Sie aus, ob und in welcher Form sie für Sie infrage kommt und versuchen Sie möglichst, Ihre Ernährung Schritt für Schritt auf Vollwertkost umzustellen.

Ballaststoffe bringen den Darm auf Trab

Ballaststoffe sind Nahrungsfasern, die hauptsächlich in pflanzlichen Lebensmitteln vorkommen und sich auch auf das Reizdarmsyndrom auswirken. Ballaststoffreiche Lebensmittel sind beispielsweise:

- Getreide und Brot, vor allem aus dem vollen Korn
- Weizenkleie
- Obst, Gemüse, Salat und Sprossen
- Trockenobst, Nüsse und Samen, Hülsenfrüchte

Ballaststoffreiche Kost muss länger und intensiver gekaut werden und regt dadurch die Speichelproduktion an. Die Fasern bleiben länger im Magen, quellen auf, vergrößern ihr Volumen und vermindern den Druck auf die Wände des Verdauungstraktes. So erhöht sich das Sättigungsgefühl, es werden vermehrt Verdauungssäfte produziert, die Darmbewegung wird angeregt und die Transitzeit im Darm verkürzt sich. Nahrungsfasern aus Getreide steigern das Volumen des Speisebreis am meisten. Nimmt man zudem genügend Wasser auf, wird der Stuhl weich.

Da unser Körper Nahrungsfasern nicht abbauen kann, gelangen sie bis in den Dickdarm. Dort werden sie unter Gärung von den Bakterien der Darmflora als Substrat verwendet. Die Bakterien können so besser wachsen und gedeihen und somit das Stuhlvolumen erhöhen.

!

Ballaststoffe sind ein wesentlicher Bestandteil in der Behandlung des RDS.

Durch die richtige Zubereitung können Sie Ballaststoffe besser verträglich machen.

So werden Ballaststoffe leichter verträglich

Die Empfehlung einer ballaststoffreichen Ernährung ist für Reizdarmpatienten nicht immer leicht umzusetzen, da viele Lebensmittel, die reich an diesen Fasern sind, zu Blähungen führen und schlecht verdaulich sind. Das trifft auch auf rohes Obst und Gemüse zu. Hier hilft Schälen, was die Verträglichkeit verbessert. Ebenso hilfreich ist Kochen, denn auch gekochtes Gemüse und Obst enthält Ballaststoffe. Eine andere Möglichkeit, die Verdauung zu erleichtern, ist Reiben oder Pürieren. Und fein vermahlenes Vollkornbrot ist abgelagert und getoastet besser verträglich als frisch.

Eine ballaststoffreiche Kost hat beim Reizdarmsyndrom eine positive Wirkung – das trifft sowohl bei Durchfallneigung als auch bei Verstopfungsneigung zu und natürlich auch bei Formen mit wechselnden Stuhlproblemen und solchen ohne Stuhlauffälligkeiten. Testen Sie aber, welche Ballaststoffe und wie viele davon Ihnen guttun. Beachten Sie bei speziellen Präparaten die Dosierungsvorschriften, denn eine zu hohe Zufuhr kann zu Durchfall führen. Studien zeigen besonders gute Effekte bei Plantago-ovata-Samenschalen.

In vielen Fällen ist auch Leinsamenschleim wirkungsvoll.

Indische Flohsamen richtig einnehmen

Plantago-ovata-Samenschalen benötigen viel Flüssigkeit, damit sie ausreichend quellen können. Um eine optimale Wirkung zu erzielen, nimmt man die Schalen in Verbindung mit dem Essen zu sich. Sobald die Verdauung in Gang kommt und Verdauungssäfte gebildet werden, können die Samenschalen ihre volle Wirkung entfalten. Nehmen Sie zwei- bis dreimal am Tag etwa 5 Gramm zu sich, kurz vor oder während der Mahlzeiten. Am besten rühren Sie die Samenschalen in ein Glas Wasser oder Saft ein. Trinken Sie außerdem ein Glas Flüssigkeit nach.

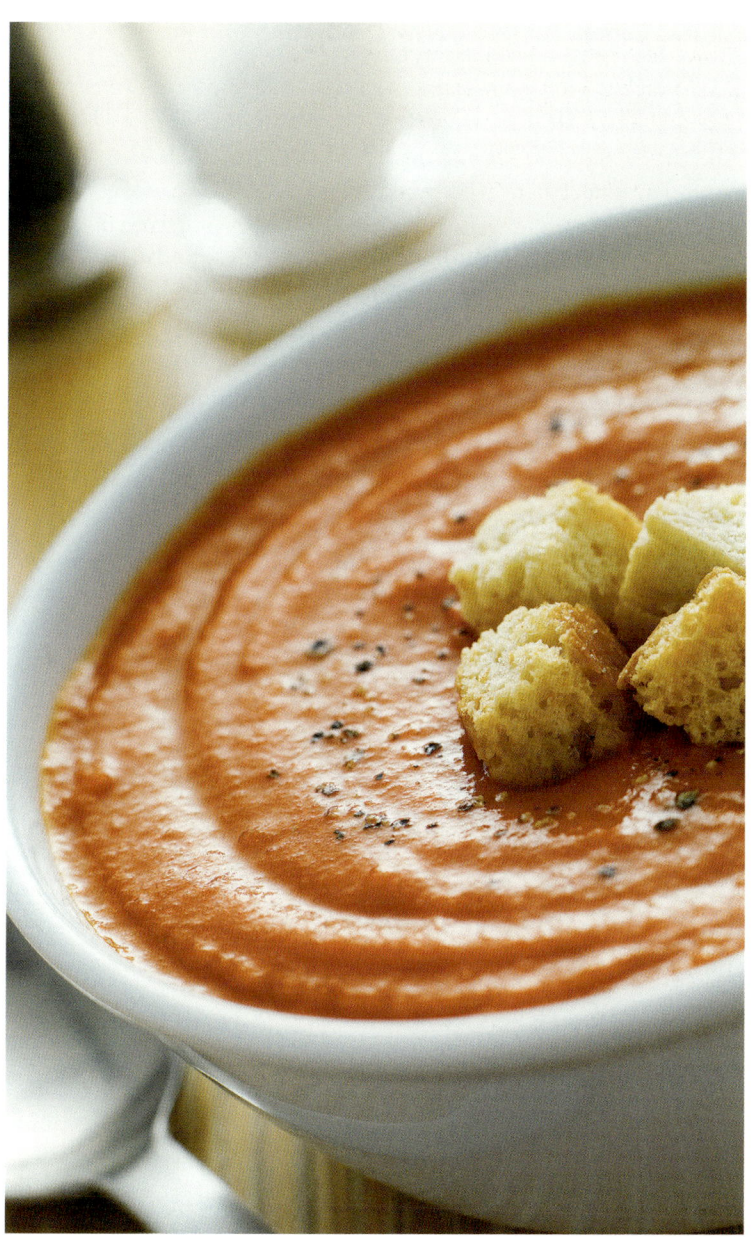

In gekochter und pürierter Form werden ballaststoffhaltige Lebensmittel leichter verdaulich.

Für das Leben, für den Darm: Probiotika und Prebiotika

„Probiotisch"
bedeutet übersetzt
„für das Leben".

Probiotika sind Mikroorganismen – zum Beispiel Milchsäurebakterien –, die die Passage durch den Verdauungstrakt bis zum Dickdarm weitgehend überleben, sich hier ansiedeln und gesundheitsförderliche Wirkungen entfalten. Die bekanntesten probiotischen Lebensmittel sind fermentierte Milchprodukte. Es gibt viele Hinweise darauf, dass Probiotika die Darmflora stärken und damit Erkältungs- und Durchfallerkrankungen vorbeugen. Weiterhin hemmen sie Enzyme, die Nahrungsreste im Darm zu krebserregenden Substanzen umwandeln. Probiotika werden auch unterschiedlichen Lebensmitteln zugesetzt, z. B. Milchprodukten, Müsli und Wurstwaren. Tatsächlich sind probiotische Lebensmittel das populärste und erfolgreichste Segment im Bereich der sogenannten funktionellen Lebensmittel. In natürlicher Form sind viele Probiotika in Sauerkraut und Brottrunk enthalten. In Europa sind die wichtigsten Vertreter der probiotischen Mikroorganismen die Gattungen Lactobacillus und Bifidobacterium.

Probiotika zielen darauf ab, die Darmflora positiv zu beeinflussen, das heißt, das Wachstum positiver Keime zu unterstützen und das Wachstum krankmachender Keime zu hemmen. Die Wissenschaft forscht derzeit intensiv, um die Wirkungen von Probiotika zu belegen. Als gesichert gilt ihr positiver Einfluss auf den Verlauf von bestimmten Durchfallerkrankungen. Weiterhin sprechen Studienergebnisse für den Einsatz von Probiotika bei Erkrankungen wie Reizdarm, chronisch-entzündlichen Darmerkrankungen und Neurodermitis. Außerdem bestehen Hinweise für positive Einflüsse auf das Immunsystem sowie schützende Effekte gegenüber Darmkrebs.

Positive Effekte von Probiotika auf die Gesundheit

- Günstiger Einfluss auf Schwere und Dauer von Durchfall-erkrankungen
- Besserung der Beschwerden beim Reizdarmsyndrom und chronisch-entzündlichen Darmerkrankungen
- Besserung der Neurodermitis
- Stimulation der Immunabwehr
- Verringerung des Krebsrisikos
- Cholesterinsenkende Wirkung

Um von diesen positiven Effekten zu profitieren, sollten Sie mindestens einmal täglich eine Sorte probiotischer Mikroorganismen in ausreichender Menge zu sich nehmen. In der folgenden Tabelle sind die wichtigsten Probiotika aufgeführt.

Sauerkraut liefert Probiotika in natürlicher Form.

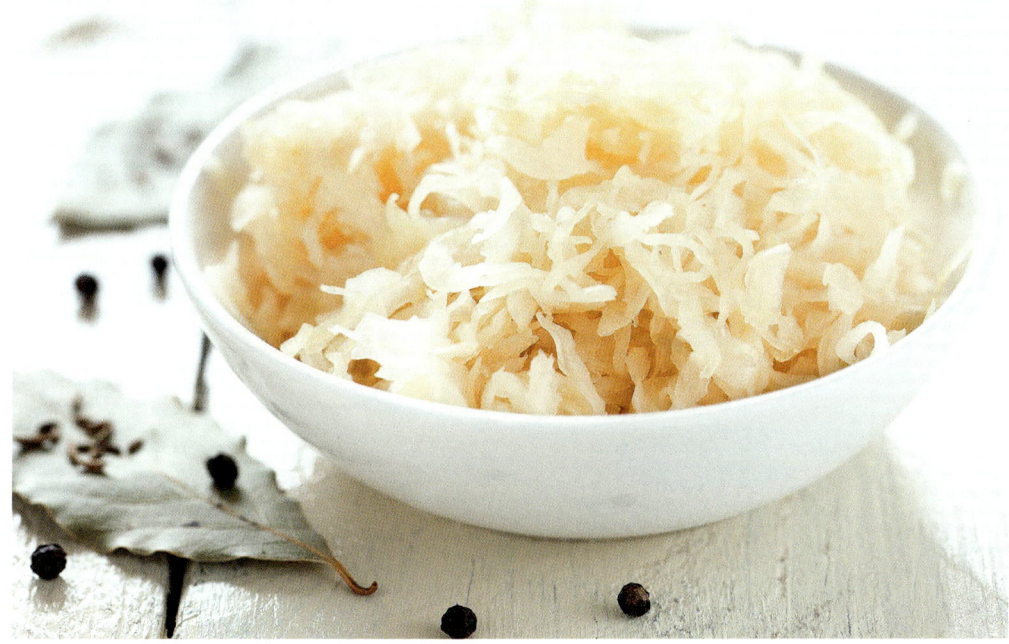

Natürliche und industriell hergestellte Probiotika

NATÜRLICHE PROBIOTISCHE PRODUKTE	PROBIOTISCHE FERTIGPRODUKTE
Naturjoghurt	Probiotische Joghurts
Buttermilch	Probiotische Drinks
Dickmilch (Sauermilch)	Probiotischer Quark
Kefir	Probiotische Molkeprodukte
Brottrunk (alkoholfrei)	Probiotische Säuglingsmilchnahrung
Kwas (Urform des Brottrunks, oftmals alkoholhaltig)	Probiotische Süß- und Konditoreiwaren
Fermentierte, nicht mehr pasteurisierte Lebensmittel wie z. B. Sauerkraut	Trockenmüsli mit gefriergetrockneten probiotischen Kulturen

Probiotika können auch unterschiedlichen Lebensmitteln wie z. B. Milchprodukten zugesetzt werden.

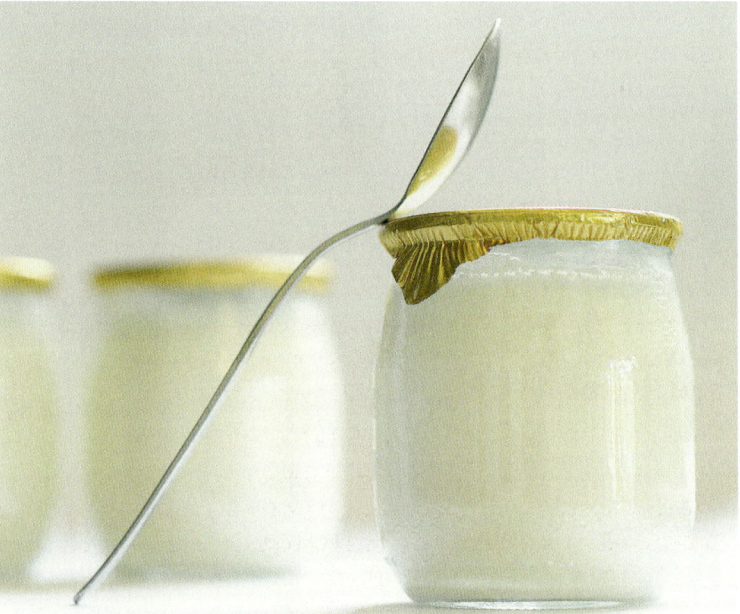

Prebiotika sind meist Kohlenhydrate, die im Dickdarm verdaut werden. Sie helfen gegen Verstopfung und erhöhen außerdem den Wassergehalt im Darm und damit seine Beweglichkeit. Zu den Prebiotika gehören Ballaststoffe, wie sie in natürlichen Nahrungsmitteln vorkommen, zum Beispiel Inulin oder Oligofruktose. Diese gelangen unverdaut in tiefere Darmabschnitte und erhöhen dort die Anzahl der gesundheitsfördernden Bifidobakterien im Dickdarm. Über eine gesunde Ernährung mit vielen Ballaststoffen nehmen Sie in der Regel ausreichend Prebiotika zu sich.

> **!**
>
> Prebiotika sind in der Regel Kohlenhydrate.

Wie wichtig die Darmflora für unsere Gesundheit ist

Die Hauptfunktion des Darmes besteht darin, Nährstoffe und Wasser aus der Nahrung in den Körper aufzunehmen. Aber auch Keime und Allergene passieren täglich den Darm. Daher verfügt er über ein effektives Abwehrsystem, das Krankheitserreger eliminiert, bevor sie sich vermehren und eine schädliche Wirkung entfalten können. Diese Abwehr im Darm macht 80 Prozent unseres gesamten Immunsystems aus.

Die Schleimhaut des unteren Dünndarms, des Dickdarms und Mastdarms ist von Milliarden von Mikroorganismen besiedelt, die bis zu 500 verschiedenen Bakterienarten angehören. Bestimmte Arten haben eher günstige, andere eher ungünstige Eigenschaften.

Beim gesunden Menschen befinden sich die Mikroorganismen in einem Gleichgewicht, in dem die positiven Eigenschaften überwiegen. Die Darmflora bildet eine lebende Barriere gegen Antigene aus Nahrungsmitteln und krankmachende Mikroorganismen.

Besiedeln genügend günstige Keime die Darmoberfläche, haben krankmachende Bakterien keine Chance. Außerdem zersetzen Mikroorganismen unverdaute Bestandteile der Nahrung, etwa aus Ballaststoffen. Dabei produzieren sie kurzkettige Fettsäuren, die die Zellen des Dickdarms gesund erhalten.

Bitte viel trinken!

Wasser ist der wichtigste Bestandteil der Ernährung und für die Aufrechterhaltung sämtlicher Lebensvorgänge unverzichtbar. Achten Sie als Reizdarmpatient unbedingt darauf, dass Sie genügend trinken – das ist sowohl bei Durchfall als auch bei Verstopfungen wichtig! Denn eine unzureichende Flüssigkeitszufuhr beeinträchtigt die Stoffwechselfunktionen des Körpers.

Beim Diarrhö-Typ gehen mit dem Durchfall große Mengen Wasser verloren und es kommt zu Mineralstoffverlusten (Natrium, Kalium, Kalzium und Magnesium). Um den Wasser- und Mineralstoffhaushalt des Körpers in ein Gleichgewicht zu bringen, muss die Flüssigkeitszufuhr erhöht werden. Dafür eignen sich besonders stille und kohlensäurereduzierte Mineralwässer mit vielen Mineralsalzen. Auch zu kalte oder zu heiße Getränke können die Diarrhö verstärken. Deshalb sind zimmerwarme oder lauwarme Getränke ideal für Sie.

!

Bei Durchfall sind eisgekühlte und sehr heiße Getränke tabu.

Ein Flüssigkeitsmangel kann die Ursache von Verstopfung sein. Deshalb sollten Sie als Obstipations-Typ auf eine ausreichende Flüssigkeitszufuhr von mindestens zwei Litern täglich achten. Bei einer erhöhten Ballaststoffaufnahme müssen Sie parallel dazu die Flüssigkeitsmenge steigern. Nehmen Sie zu wenig Flüssigkeit zu sich, kann es zu Verstopfung und, bedingt durch den harten Stuhl, zu einem erschwerten Stuhlgang kommen.

Besonders geeignet sind stille und kohlensäurereduzierte Mineralwässer, da Reizdarmpatienten kohlensäurehaltige Getränke in der Regel nicht gut vertragen. Wenn Sie jedoch durch kohlensäurehaltige Mineralwässer keine Blähungen bekommen und zum Obstipations-Typ gehören, können Sie damit eine Verstopfung reduzieren, da die Kohlensäure die Darmbewegung anregt. Ebenfalls zu empfehlen sind ungesüßte Kräutertees (Pfefferminze, Ringelblumen, Kamillen, Koriander, Kümmel), warm oder kalt. Dagegen enthält grüner und schwarzer Tee oft zu viel Koffein, ebenso Colagetränke. Fruchtsäfte und Fruchtsaftgetränke sind

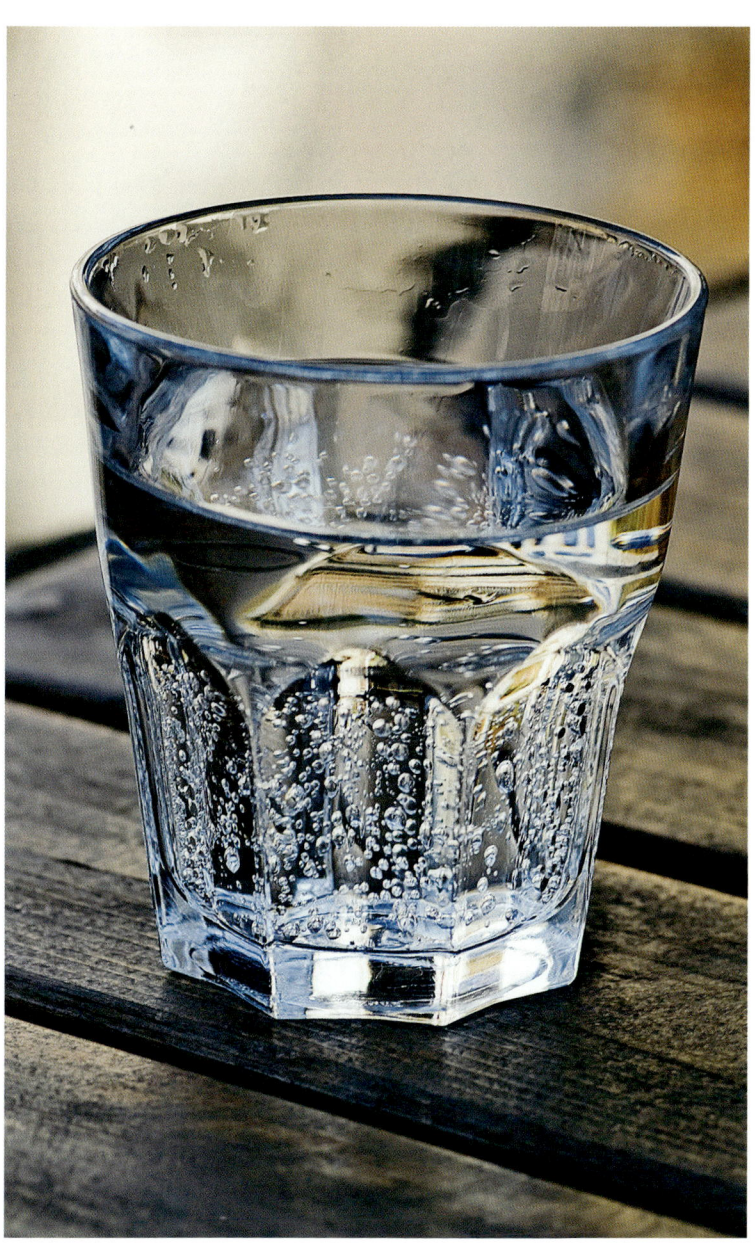

Wasser ist der ideale Flüssigkeitslieferant für unseren Körper.

geeignet, doch sollten Sie sie aufgrund ihres oft zu hohen Zucker- und Säuregehaltes stark mit Wasser verdünnen.

Vorsicht mit Koffein & Co

Gelegentliche Genussmittel stellen für einen gesunden Organismus kein großes Problem dar. Beim Reizdarmsyndrom können Genussmittel wie Koffein, Nikotin und Alkohol jedoch gewisse Mechanismen im Magen-Darm-Trakt auslösen und somit die Symptome verstärken.

!

Koffein löst bei vielen Patienten Schmerzen aus.

Koffein kann ein Hauptauslöser beim Reizdarmsyndrom sein, da es die Magen- und Darmschleimhäute reizt und zu einer verstärkten Produktion von Magensäure führt. Außerdem regt es die Darmbewegung an, was für Betroffene mit Durchfall von Nachteil ist. Für den Obstipations-Typ hingegen kann Koffein gut sein, da es den Stuhl weicher macht und somit den Stuhlgang erleichtert.

Alkohol sollten Sie nur in kleinen Mengen und vor allem niedrigprozentig genießen, denn hochprozentige Spirituosen reizen besonders die Magen- und Darmschleimhäute. Ein Glas Wein oder Bier pro Tag sind akzeptabel, sofern Sie es vertragen. Alkohol regt zudem die Darmperistaltik (die Darmbewegung) an – das sollten Sie besonders als Diarrhö-Typ bedenken.

!

Hören Sie heute noch mit Rauchen auf – Ihre Gesundheit wird es Ihnen danken!

Nikotin wirkt auf das nicht willentlich beeinflussbare vegetative Nervensystem. Es steigert die Herzfrequenz, fördert die Ausschüttung von Magensäure und regt die Darmbewegung an – ganz zu schweigen von all den anderen negativen Wirkungen.

Bitte nicht: Lebensmittelzusatzstoffe und scharfe Gewürze

Unser verändertes Ernährungsverhalten mit viel Industrienahrung, Fast Food und Softdrinks hat zu einer Zunahme des Reizdarmsyndroms geführt. Viele Reizdarmpatienten reagieren auf die darin enthaltenen Lebensmittelzusatzstoffe allergisch.

Konservierungsstoffe können allergische Reaktionen beim Reizdarmsyndrom auslösen. Viele reagieren vor allem auf E 450, Phosphat. Phosphate sind als Lebensmittelzusatzstoff sehr vielseitig verwendbar und werden von der Lebensmittelindustrie als Antioxidationsmittel, Säuerungsmittel, Schmelzsalz, Trennmittel, Backtriebmittel, Emulgator und als Konservierungsstoff eingesetzt. Besonders unentbehrlich sind die Phosphate in der Brühwurst- und Schmelzkäseherstellung, man setzt sie aber auch zur Herstellung von Kondens- und Trockenmilch, Sahneprodukten, Eiscreme und Colagetränken ein. Natürliches Phosphat kommt außerdem reichlich in eiweißhaltigen Nahrungsmitteln vor, wie Wurst, Fleisch, Käse, Nüsse und Hülsenfrüchte. Mit diesem Phosphat kommt unser Körper aber in der Regel klar.

Treten bei Ihnen Reaktionen nach einer phosphathaltigen Mahlzeit auf, sollten Sie für einige Zeit auf das entsprechende Lebensmittel verzichten. Gehen die Symptome in dieser Zeit zurück, reagieren Sie allergisch darauf und sollten es von Ihrem Speiseplan streichen.

Geschmacksverstärker finden oft Anwendung bei der Herstellung von Fertiggerichten, Gebäck und Tütensuppen. Etliche Reizdarmpatienten zeigen allergische Reaktionen auf den Geschmacksverstärker Natriumglutamat, der vielen asiatischen Gerichten zugesetzt wird. Natriumglutamat kommt auch in natürlichen Nahrungsmitteln vor, wie Pilze, reife Tomaten, Parmesan oder Algen, sind in natürlicher Verbindung aber nicht schädlich.

!

Haben Sie Darmprobleme nach Cola und Schmelzkäse? Daran könnte Phosphat schuld sein.

Scharfe Gewürze, wie Pfeffer, Chili und Curry, können beim Reizdarmsyndrom Beschwerden auslösen, da sie zu einer Irritation der Dünndarmschleimhaut und einer beschleunigten Passage des Darminhaltes führen. Bei der bakteriellen Fermentation im Dickdarm entstehen Gase, die den Darm aufblähen und ein Völlegefühl verursachen, das sich schmerzhaft über den ganzen Bauch ausweiten kann.

Verzichten Sie also auf scharfe Gewürze und verwenden Sie stattdessen Gewürze und Küchenkräuter, die die Funktion des Darmes beruhigen und günstig beeinflussen:

GEEIGNETE GEWÜRZE UND KRÄUTER	WIRKUNG
Kümmel	gegen Blähungen und Krämpfe
Anis	gegen Blähungen
Fenchel	gegen Blähungen
Nelkenwurz	gegen Krämpfe, regt die Drüsen im Magen-Darm-Trakt an
Lorbeer	regt die Peristaltik an
Wacholder	regt die Peristaltik an
Knoblauch	gegen Blähungen und Gärungsprozesse im Darm
Estragon	regt die Peristaltik an
Dill	mildert Blähungen und Krämpfe
Basilikum	mildert Blähungen und Krämpfe
Zitronenmelisse	mildert Blähungen und Krämpfe
Liebstöckel	mildert Blähungen und Krämpfe

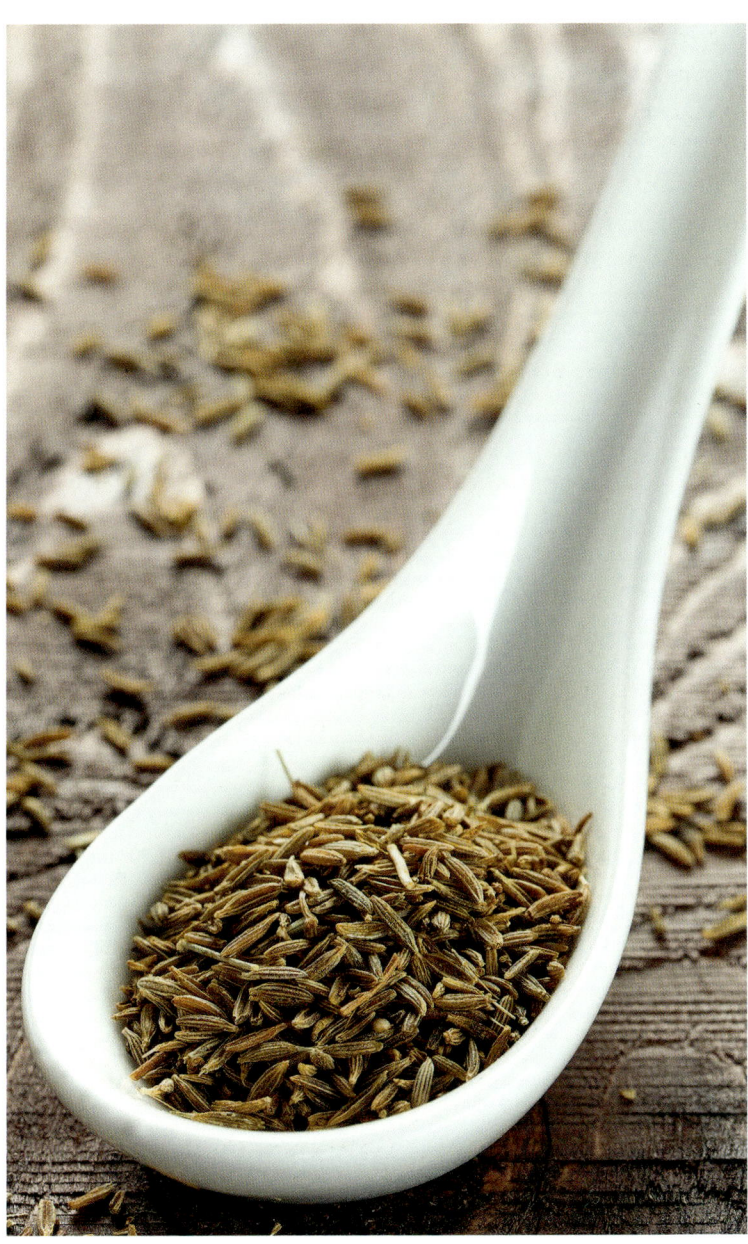

Gewürze wie Kümmel haben eine beruhigende Wirkung auf die Darmtätigkeit.

Wenn Sie an einer Unverträglichkeit leiden

Kohlenhydratunverträglichkeiten: Fruchtzucker und Sorbit

!

Fruktose ist ein natürlicher Bestandteil aller Obstsorten und zahlreicher Gemüsearten.

Fruktose Viele Reizdarmbetroffene leiden unter einer Kohlenhydratunverträglichkeit. Liegt eine Empfindlichkeit gegen Zucker vor – Zucker gehört zu den Kohlenhydraten –, kann die Störung auf den Verzehr von Fruktose (Fruchtzucker) zurückzuführen sein, man spricht dann von einer Fruktoseintoleranz. Im Dickdarm wird die Fruktose von Bakterien zu Gasen und Fettsäuren abgebaut. Die Darmgase erhöhen den Druck auf die Darmwände und können somit Bauchschmerzen und Blähungen verursachen. Die vermehrte Stoffwechselleistung der Bakterien verursacht letztendlich Durchfall.

Dennoch werden von Reizdarmpatienten viele fruktosehaltige Nahrungsmittel vertragen, denn es kommt auf die Menge von Fruktose im Nahrungsmittel an. Sehr viel Fruchtzucker ist in Honig, Marmelade, Trockenfrüchten und Fruchtsaftgetränken enthalten. Aber auch Cola, Ketchup, Fertigjoghurt und Liköre beinhalten Fruchtzucker. Je nachdem, wie stark die Fruktoseaufnahme Ihres Darms gestört und wie groß Ihr Leidensdruck ist, sollten Sie Ihre Ernährung entsprechend anpassen. Dazu müssen Sie herausfinden, auf welche Lebensmittel Ihr Magen-Darm-Trakt überempfindlich reagiert. Oft hilft es auch schon, die tägliche Fruchtzuckermenge zu reduzieren.

!

Die Menge macht's. Testen Sie aus, wie viel Fruktose Sie vertragen.

Sorbit Viele Reizdarmpatienten leiden unter einer Sorbitmalabsorption, also einer verschlechterten Aufnahme des Zuckeraustauschstoffs Sorbit (E 420). Eine Sorbitmalabsorption geht mit Bauchschmerzen, Blähungen und Durchfall einher. Deshalb sollten Sie als Betroffener auf stark sorbithaltige Lebensmittel weitgehend verzichten. Der Stoff kommt in natürlicher Form in vielen

Obstsorten vor und hat einen besonders hohen Anteil in Birnen, Pflaumen, Äpfeln, Aprikosen, Pfirsichen, Rosinen sowie sämtlichem Trockenobst. Sorbit ist heutzutage aber auch in vielen industriell hergestellten Lebensmitteln als Zuckeraustauschstoff, Trägerstoff und Süßungsmittel enthalten. Als Feuchthaltemittel schützt es z. B. Senf, Mayonnaise, Toast, Biskuit, Schokoladen- und Pralinenfüllungen vor dem Austrocknen. Beachten Sie überdies, dass Sorbit auch in vielen herkömmlichen Zahnpflegemitteln, Zahnpflegekaugummis und Lutschpastillen enthalten ist.

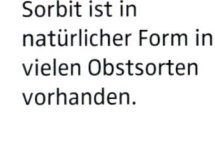

Schauen Sie auf dem Etikett nach, ob Sorbit enthalten ist.

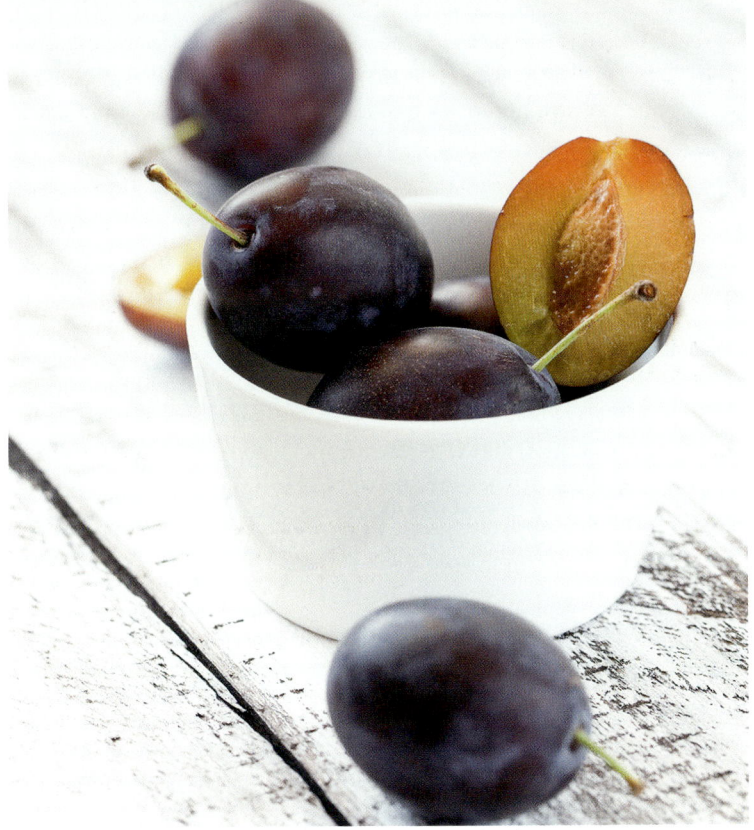

Sorbit ist in natürlicher Form in vielen Obstsorten vorhanden.

Kleinere Mengen
Milchzucker werden
oft gut vertragen.

Laktoseintoleranz: Milchzucker

Manche Reizdarmpatienten vertragen Milchzucker, der in Milch und Milchprodukten enthalten ist, nicht in größeren Mengen. Die Aktivität des Verdauungsstoffs Laktase, der Milchzucker normalerweise verdaut, nimmt bei einigen Menschen im Erwachsenenalter aufgrund ihrer Erbanlagen ab. Wenn dann zu große Mengen Milchzucker verzehrt wurden, gelangt dieser unverdaut in den Dickdarm und bewirkt dort Blähungen, Bauchschmerzen und Durchfall. Kleine Mengen Milchzucker hingegen vertragen die meisten Betroffenen noch. Die Höhe der verträglichen Menge müssen Sie individuell austesten; durch langsame Gewöhnung können Sie sie steigern.

Im Supermarkt gibt
es heutzutage viele
laktosefreie
Milchprodukte.

Wenn Sie an einer Milchzuckerunverträglichkeit leiden, verzehren Sie statt Milch lieber gesäuerte Milchprodukte wie Quark, Kefir, Sauermilch oder am besten probiotischen Joghurt. Diese sind besser verträglich, da die enthaltenen Kulturen den Milchzucker verdauen. Wenn Sie wegen Ihrer Unverträglichkeit wenig Milchprodukte zu sich nehmen, sollten Sie aber zusätzlich Kalziumtabletten einnehmen. Sonst kommt es leicht zu einem Kalziummangel, der mit einem erhöhten Osteoporoserisiko einhergeht. Wenn Sie Laktasetabletten einnehmen (z. B. Kerutabs®, rezeptfrei in der Apotheke erhältlich), können Sie allerdings problemlos Milch trinken. Außerdem gibt es im Lebensmittelhandel ausreichend Milchprodukte, die praktisch laktosefrei sind. Da Milchzucker auch in vielen Fertigprodukten als Zusatzstoff enthalten ist, sollten Sie vor dem Kauf von Wurstwaren, Süßstofftabletten und Schokolade sowie Gewürzmischungen und Zahnpasta einen Blick auf die Zutatenliste werfen, um Probleme zu vermeiden. Ebenfalls enthalten viele Medikamente Milchzucker.

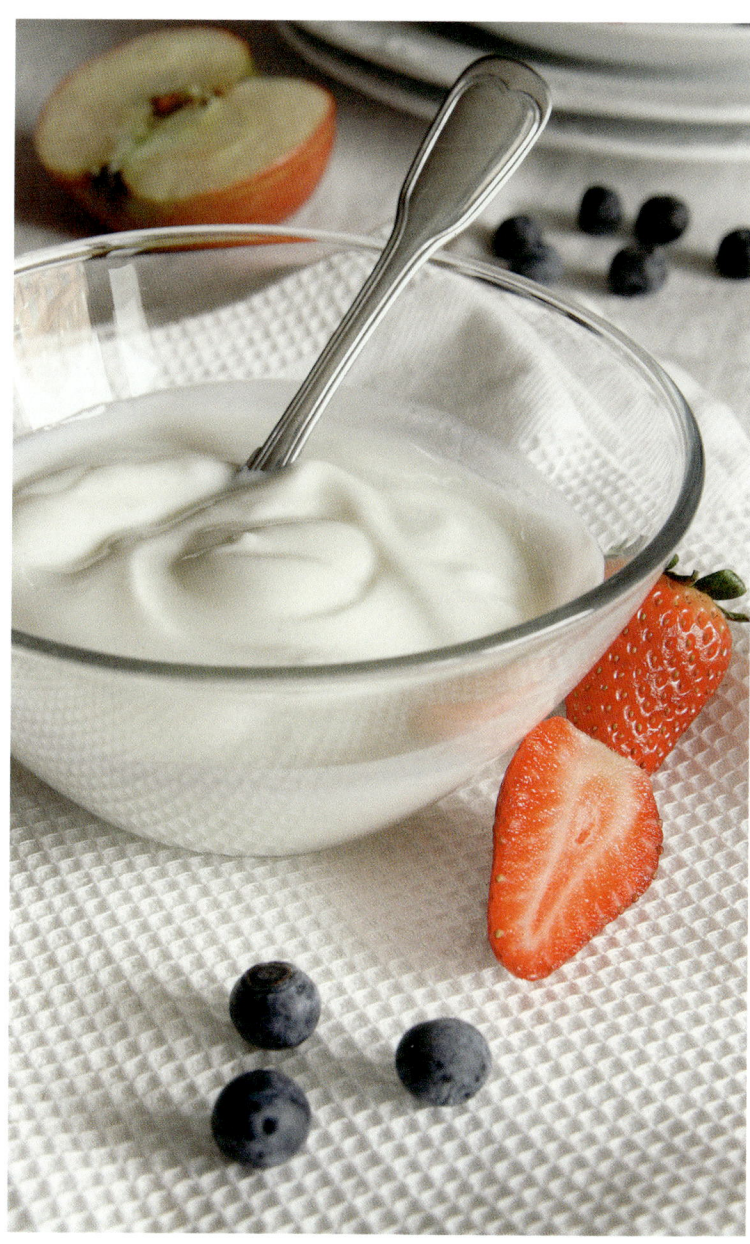

Verzehren Sie statt Milch lieber gesäuerte Milchprodukte.

Fettverdauungsstörung

Manche Menschen können Fett nicht richtig verdauen und
scheiden dieses dann über den Stuhlgang aus. Diesen fettbeding-
ten Durchfall bezeichnet der Arzt als Fettstuhl (Steatorrhö). Die
Therapie ist relativ einfach. Einerseits verordnet der Arzt das fett-
spaltende Enzym Lipase und andererseits wird die Zufuhr an herkömmlichen Nahrungsfetten (LKT) reduziert. LKT steht für lang-
kettige Triglyzeride, was nichts anderes als Fette heißt. Damit
durch die Reduktion des normalen Nahrungsfettes keine Mangel-
ernährung entsteht, ist es erforderlich, stattdessen spezielle Fette
aus dem Reformhaus aufzunehmen. Diese Fette heißen MKT,
mittelkettige Triglyzeride, und sind nicht so hoch erhitzbar wie
normales Fett. Arm an Fett und damit LKT sind Obst, Gemüse,
Hülsenfrüchte, Getreideprodukte, Kartoffeln, Kochfisch (Kabeljau), mageres Geflügel, magere Wurstsorten (Corned Beef, Schinken ohne Fettrand), Harzer Käse, Magerquark sowie entrahmte
Milchprodukte.

Durchfall infolge von Antibiotika

Viele Menschen bekommen nach einer Antibiotikabehandlung
Durchfall. Das kommt daher, dass Antibiotika neben den Krank-
heitserregern auch die Bakterien der Darmflora abtöten, was
dann diese Form des Durchfalls auslöst. Falls Sie an Durchfällen
leiden, die durch Antibiotika bedingt sind, sollten Sie Probiotika
(beispielsweise Brottrunk, siehe weiter oben) zu sich nehmen.
Wie bei allen anderen Formen des Durchfalls sind auch Ballaststoffe (wasserlösliche Ballaststoffe oder Quellstoffe wie Oligofruktose) sinnvoll.

Verträgliche und unverträgliche Lebensmittel

Es gibt eine ganze Reihe von Lebensmitteln, die Menschen mit
einem Reizdarmsyndrom nicht vertragen. Leider lassen sich aber
keine allgemeingültigen Aussagen treffen, da es bei jedem Patien-

ten anders ist. Mit einem Ernährungstagebuch können Sie jedoch leicht herausfinden, welche Lebensmittel Sie selbst schlecht vertragen. In Krankenhäusern werden Patienten mit Reizdarmsyndrom mit einer sogenannten leichten Vollkost (siehe auch Seite 22) ernährt. Dabei werden Lebensmittel gemieden, die generell häufig nicht vertragen werden.

Leichte Vollkost besteht aus Lebensmitteln, die generell häufig vertragen werden.

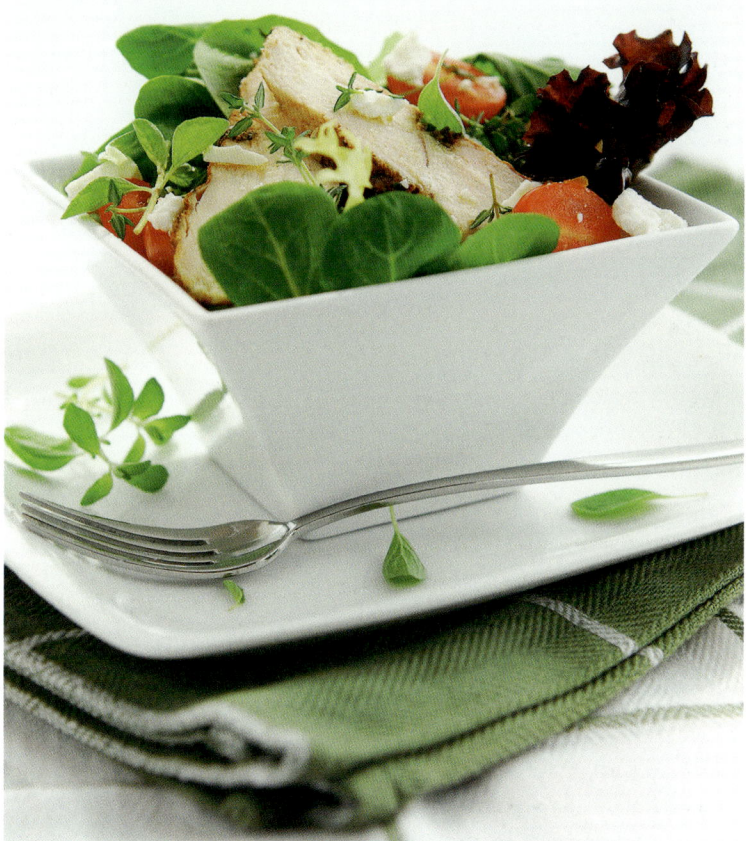

Diese Lebensmittel werden oftmals **schlecht** vertragen:

LEBENSMITTEL	PROZENT DER BETROFFENEN
Hülsenfrüchte (getrocknete Erbsen, Bohnen, Linsen)	30
Gurken, Gurkensalat	28
frittierte Speisen (z. B. Pommes frites oder Berliner)	22
Weißkohl, Krautsalat	20
kohlensäurehaltige Getränke (Cola, Limonaden und kohlensäurehaltiges Mineralwasser)	20
Grünkohl/Braunkohl	8
alle fettreichen Speisen	17
Paprika (roh und gekocht)	17
Sauerkraut	16
Rotkohl/Rotkraut	16
süße Backwaren (z. B. Apfeltaschen)	16
fette Backwaren (nahezu alle Backwaren außer Hefeteig)	16
Zwiebeln, Schalotten, Schnittlauch und Knoblauch (auch Granulat und Essenz)	16
Wirsing	16
hart gekochte Eier (weich gekochte werden meist gut vertragen)	15
frisches Brot (Brot immer ein bis zwei Tage vor dem ersten Verzehr ablagern)	14
Bohnenkaffee (wenig reizstoffarmer Kaffee wird meist gut vertragen)	13
Kohlsalate (alle rohen Kohlsorten)	12
Mayonnaise und mayonnaisehaltige Dressings/Saucen	12
Kartoffelsalat	11
Geräuchertes (Fisch, Wurst, Schinken und Käse)	11
Eisbein	9
stark gewürzte Speisen	8
Süßigkeiten mit reichlich Zucker und/oder Fett (wie Schokolade)	8
Weißwein	8

LEBENSMITTEL	PROZENT DER BETROFFENEN
Stein- und Kernobst in roher Form (Äpfel, Pfirsiche, Kirschen oder Pflaumen)	7
Nüsse	7
Sahne	7
paniert Gebratenes (wie Schnitzel)	7
Pilze	6
Rotwein	6
Lauch	6
Spirituosen (Rum, Wodka, Schnaps)	6
Birnen	6

Gut verträglich sind in der Regel:

- Brot (alle Sorten mindestens einen Tag abgelagert), Zwieback, Knäckebrot und Brötchen, oft auch Vollkornbrot

- Reis, Nudeln, Kartoffeln in gekochter Form

- Gemüse (außer oben genannte), insbesondere in gekochter Form

- Salate aus gekochtem, leicht verträglichem Gemüse

- Obst (außer oben genannte), insbesondere in gekochter Form

- Fisch, Geflügel und Fisch (fettarm zubereitet)

- Käse bis 30 Prozent Fett i. Tr.

- magere Wurst (außer oben genannte)

- Wasser, stilles Mineralwasser, reizarmer Kaffee, Tee und Obstsäfte

- Zucker und Süßstoff

- wenig Butter oder Margarine

- Öle

- Marmelade, Honig und Sirup

- Kräuter in geringer Menge (außer oben genannte)

- wenig Salz und milde Gewürze

- Gekochtes und Gedünstetes

- Milch und Milchprodukte (eventuell fettarm)

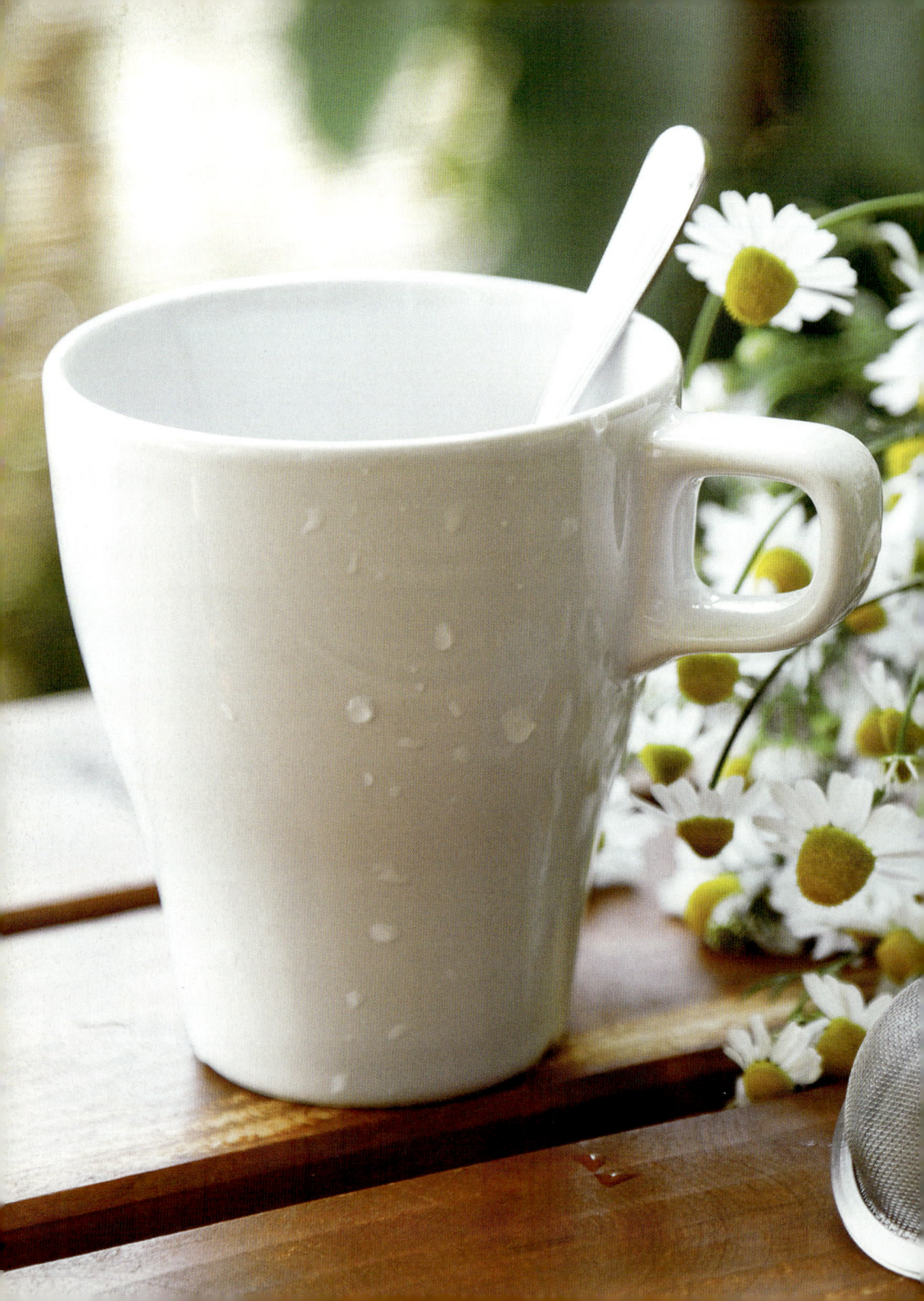

HÄUFIGE SYMPTOME – DAS KÖNNEN SIE SELBST TUN

Wie äußert sich der Reizdarm bei Ihnen? Mit Verstopfung, Durchfall oder Blähungen? Oder ist Ihr Darm von Hefepilzen befallen? Dann lesen Sie in diesem Kapitel nach, wie Sie Ihre Beschwerden ganz konkret angehen können. Wir sagen Ihnen nicht nur, was Sie essen bzw. nicht essen sollten, sondern geben Ihnen auch praktische Tipps zur Selbsthilfe mit bewährten Hausmitteln und Heilkräutern.

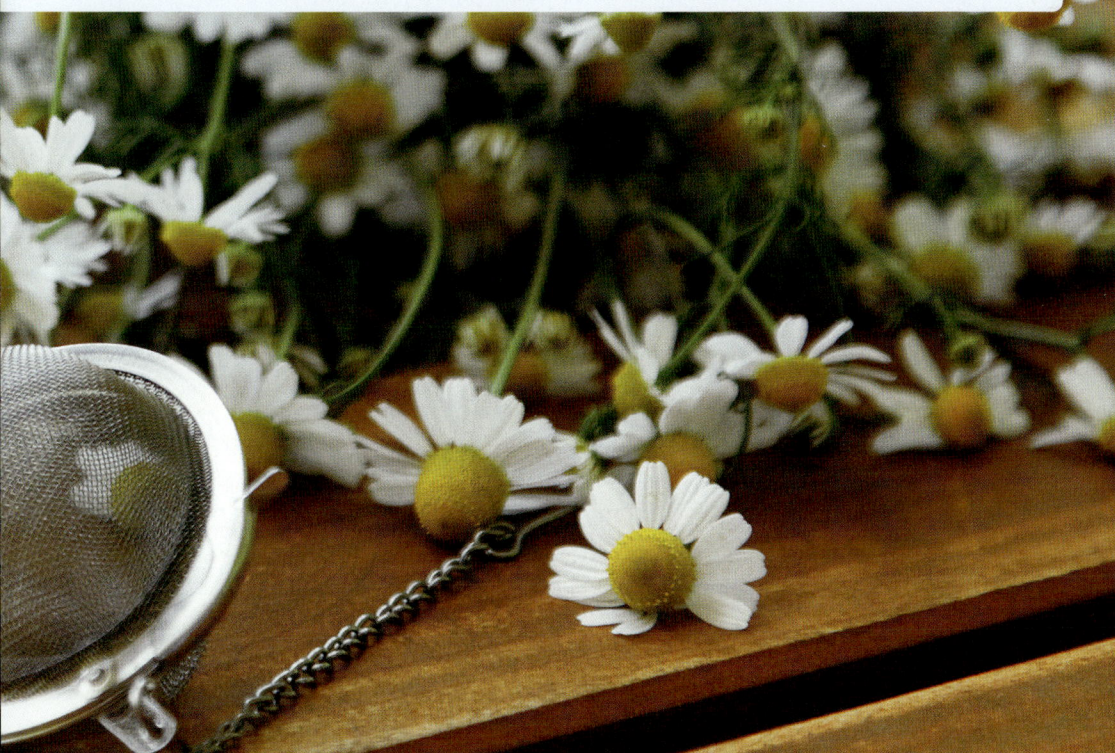

Selbsthilfe leicht gemacht

Unverträglichkeiten aufspüren

!

Mit einem Ernährungstagebuch können Sie feststellen, auf welche Speisen Sie reagieren.

Führen Sie ein Ernährungstagebuch. In einem Ernährungstagebuch halten Sie fest, wann Sie welches Nahrungsmittel gegessen haben und ob bzw. welche Beschwerden aufgetreten sind. Dann lassen Sie verdächtige Nahrungsmittel nach und nach weg und beobachten, ob Sie sich besser fühlen. Zur Kontrolle setzen Sie das Lebensmittel nach einiger Zeit wieder auf den Speiseplan. Treten dann erneut Symptome auf, können Sie davon ausgehen, dass bei Ihnen eine Unverträglichkeit dieser Speisen vorliegt.

Allgemeine Tipps

- In der Regel lassen sich die Beschwerden durch mehrere kleine Mahlzeiten lindern.
- Kauen Sie Ihr Essen gründlich.
- Lebensmittel, die Beschwerden verursachen (fettreiche Speisen, Kaffee, blähende Lebensmittel wie Bohnen), sollten Sie meiden.
- Wenn Sie unter Zöliakie (Glutenunverträglichkeit), einer Unverträglichkeit gegen Milch- und Fruchtzucker, Histamin oder den Zuckeraustauschstoff Sorbit leiden, stellen Sie Ihren Speiseplan entsprechend um.
- Da Alkohol, Rauchen und zu viel Koffein im Kaffee den Darm zusätzlich belasten, sollten Sie zumindest versuchsweise darauf verzichten.

!

Prüfen Sie, ob das RDS bei Ihnen durch Stress ausgelöst wird.

- Regelmäßige, stressarme Mahlzeiten helfen Ihnen ebenfalls. Achten Sie darauf, ob Stress ein Auslöser Ihrer Beschwerden ist. Falls das zutrifft, können Sie es mit Meditation, Yoga, autogenem Training, viel Bewegung und Sport versuchen.

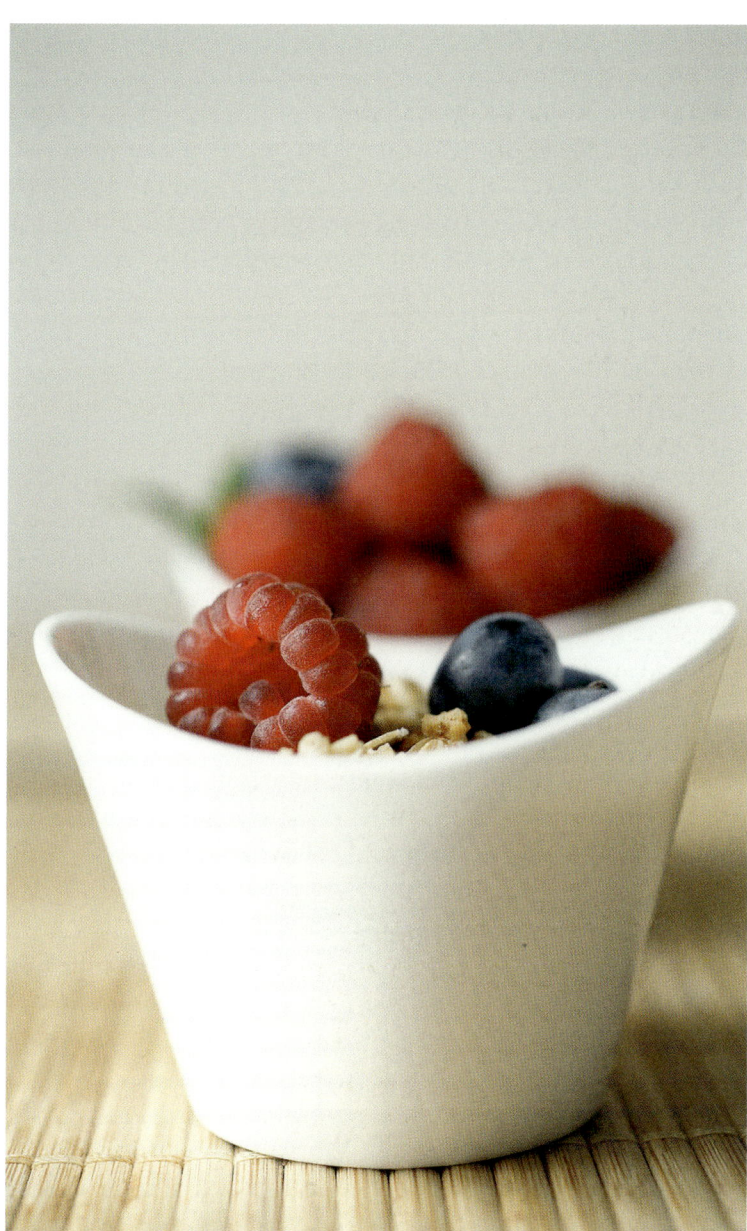

Nehmen Sie besser
mehrere kleine
Mahlzeiten zu
sich (5 bis 8).

Pilzerkrankungen des Darms

Mit seinem feuchten Milieu, den großen Mengen an Nährstoffen und seinen vielen kleinen Ausstülpungen, den sogenannten Darmzotten, bietet unser Darm Pilzen einen idealen Nistplatz. Von dort aus können sie durch die Darmschleimhaut in die Blutbahn gelangen und dann den ganzen Körper besiedeln. In kleiner Anzahl kommen Hefepilze in jedem menschlichen Organismus vor, was nicht als krankhaft anzusehen ist. Auch Candida albicans, der bekannteste und häufigste Hefepilz, ist in geringem Umfang in der gesunden Darmflora anzutreffen und wird dort normalerweise von den Darmbakterien an der Ausbreitung gehindert. Explosiv vermehren können sich Hefepilze erst dann, wenn das Immunsystem deutlich geschwächt ist. Man spricht dann von einem krankhaften Pilzbefall (Mykose). Bei einer Überbesiedelung des Darms mit Candida albicans kann es auch zu den typischen Reizdarmsymptomen kommen. Gastroenterologen sind sich sicher, dass der Pilzbefall des Menschen nur bei Immunkrankheiten oder bei Patienten auf Intensivstationen gefährlich ist.

Selbsthilfe

Ernährung Liegt bei Ihnen eine Infektion mit Candida albicans vor, ist eine vollwertige Ernährung – soweit Sie sie vertragen – empfehlenswert. Ballaststoffreiche Lebensmittel sowie der tägliche Verzehr von Sauermilchprodukten wirken sich günstig auf die Darmflora aus. Schnell lösliche Kohlenhydrate wie Weißmehl und Zucker sollten Sie gegen Vollkornprodukte, Ballaststoffe und Kohlenhydrate aus frischem Obst und Gemüse austauschen.

Ein kompletter Verzicht auf Zucker wird heute nicht mehr angeraten, ebenso wenig der Versuch, den Pilz durch eine Diät „auszuhungern". Der Pilz wird nämlich bei zu geringer Nahrungszufuhr aktiver und versucht dann durch die Darmwand zu gelangen, um an den Blutgefäßen anzudocken und sich von dem im Blut gelösten Zucker zu ernähren.

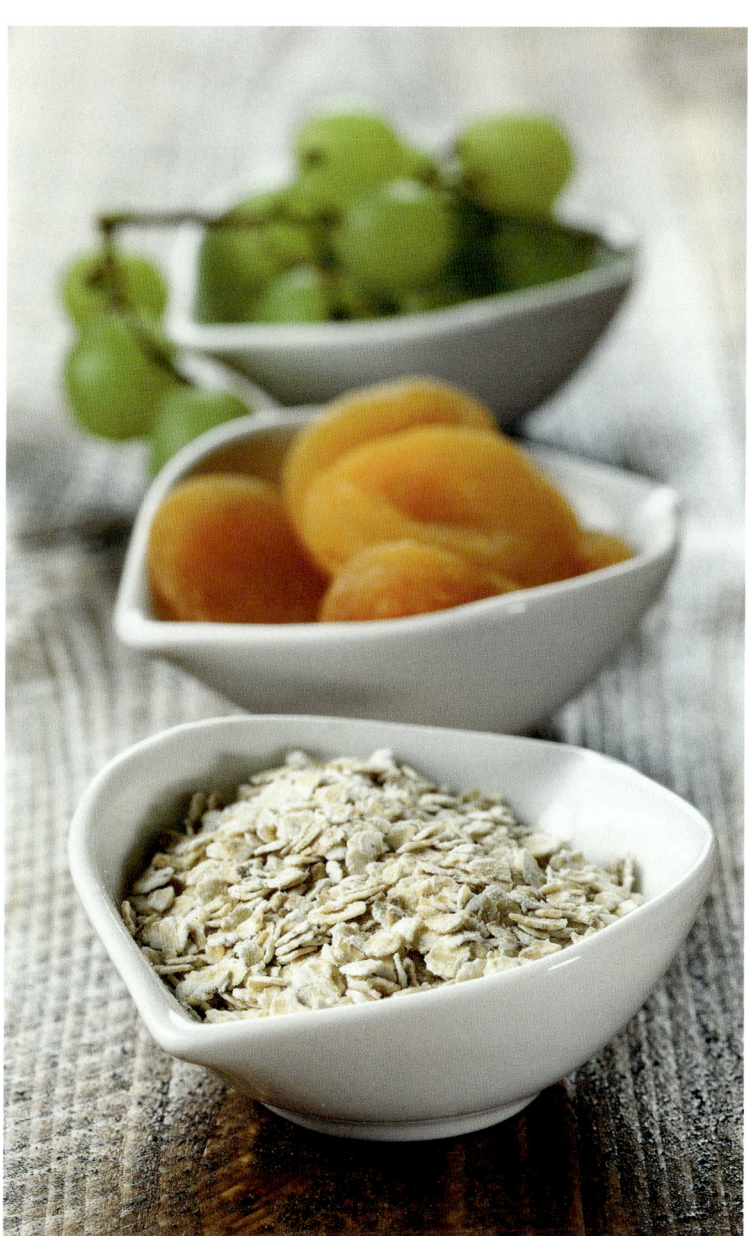

Tauschen Sie Zucker
und Weißmehl gegen
Vollkornprodukte
und Früchte aus.

Häufigste Ursache für Verstopfung ist eine ballaststoffarme Ernährung.

Verstopfung

Verstopfung ist meistens eine Funktionsstörung des Dickdarms, kann aber auch aufgrund von organischen Erkrankungen auftreten. Sie leiden an Darmträgheit, wenn Sie höchstens alle drei bis vier Tage Stuhlgang haben, der vergleichsweise hart ist. Ärzte sprechen von einer Verstopfung, wenn man über Monate hinweg weniger als dreimal wöchentlich Stuhlgang hat, dabei stark pressen muss und unter Bauchschmerzen, Völlegefühl und Appetitlosigkeit leidet.

Zu den Ursachen einer chronischer Verstopfung gehören vor allem eine ballaststoffarme Ernährung, zu wenig Flüssigkeitsaufnahme sowie Bewegungsmangel. Eine weitere Ursache sind hormonelle Umstellungen, die vor allem Frauen betreffen, meist während der Schwangerschaft, aber auch einige Zeit vor oder während der Menstruation. Hinzu kommen falsch verwendete Abführmittel sowie Erkrankungen wie Divertikulose. Seelische Belastungen und Stress können ebenfalls Verstopfung auslösen. Akut kann eine Verstopfung durch spezielle Medikamente hervorgerufen werden (z. B. Beruhigungsmittel), aber auch eine Ernährungsumstellung oder Hämorrhoiden können die Darmträgheit hervorrufen.

Eine Grunderkrankung wie Divertikulose (Ausstülpungen in der Darmwand) muss ärztlich behandelt werden. Abführmittel sollten dabei die Ausnahme sein und bei akuter Verstopfung nur kurzzeitig Verwendung finden, und auch dann nur unter ärztlicher Überwachung. Bei Blut im Stuhl oder wenn ein Stuhlgang unmöglich ist (weniger als dreimal wöchentlich) dürfen Sie ebenfalls nicht zögern, Ihren Arzt aufzusuchen.

Selbsthilfe
Hausmittel Bei Verstopfung haben sich bewährt: Sauerkrautsaft, Leinsamen plus Flüssigkeit, Rizinusöl, Apfelessig und Trockenfrüchte, besonders Feigen und Pflaumen.

Ernährung Ihr Ziel sollte sein, die Verstopfung auf natürliche Weise zu beseitigen. Dazu sollte Ihre Kost reichlich komplexe Kohlenhydrate und Ballaststoffe enthalten. Beide werden zum Teil unverändert mit dem Stuhl ausgeschieden, wodurch dieser ein größeres Gewicht durch Wasserbindung bekommt. Ein anderer Teil dient den Darmbakterien als Substrat. Dadurch vermehren sich die Bakterien stärker und steigern das Stuhlgewicht. Der Ballaststoffanteil der Kost sollte 30 Gramm, bei bestehender Verstopfung 40 bis 50 Gramm betragen.

!

Bei Verstopfung sollten Sie 40 bis 50 Gramm Ballaststoffe am Tag zu sich nehmen.

Geeignete und ungeeignete Lebensmittel bei Verstopfung

GEEIGNETE LEBENSMITTEL	UNGEEIGNETE LEBENSMITTEL
Vollkornbrot, -brötchen	Weißbrot, -brötchen
Vollkornmehlkuchen	Kuchen, Kekse
Vollkornnudeln	Teigwaren aus Weißmehl
Obst, Dörrobst	Süßigkeiten
Müsli, Getreideflocken	Cornflakes
Gemüse und Salat	Fast Food
rohe Äpfel und Karotten	Bananen
Nüsse (enthalten aber viel Fett!)	eiweißreiche Lebensmittel
(Pell-) Kartoffeln	polierter Reis
Milchsäurehaltiges (Joghurt, Buttermilch, Sauermolke, Sauerkraut)	Kakao, Schokolade
Frucht- und Weinsäure in Säften und Most	Rotwein
kohlensäurehaltiges Mineralwasser	starker Schwarztee
koffeinhaltiger Kaffee	getrocknete Heidelbeeren
	gekochte Karotten

Abführmittel

Erst wenn die genannten Hausmittel und Ernährungsempfehlungen nicht helfen, sollten Sie auf Abführmittel zurückgreifen. Nehmen Sie sie aber nur alle 2 bis 3 Tage unter ärztlicher Kontrolle ein, denn bei längerer Anwendung rufen Abführmittel Störungen im Elektrolythaushalt (besonders Kalium-, Magnesium- und Natriummangel) hervor. Die verminderte Kaliumkonzentration kann Muskelschwäche, Störungen der Herzfunktion und Schädigungen der Nieren verursachen und ein Magnesiummangel kann zu Muskelkrämpfen führen.

Es gibt verschiedene Abführmittel in Form von Zäpfchen, Dragees und Tropfen. Sie alle sollen die Darmentleerung beschleunigen und erleichtern.

- **Füll- und Quellmittel** (Leinsamen, Kleie, indische Flohsamen = Plantago ovata, Pektine, Hemicellulose). Diese natürlichen Abführmittel nehmen viel Flüssigkeit auf, vergrößern dadurch ihr Volumen und üben einen Dehnungsreiz auf die Darmwand aus. Die Darmtätigkeit erhöht sich und der Stuhl wird weicher. Füll- und Quellmittel resorbiert der Körper nicht, es handelt sich um unverdauliche Nahrungsfasern (siehe Seite 25). Sie weisen neben eventuellen Blähungen keine schweren Nebenwirkungen auf, doch müssen Sie unbedingt viel dazu trinken, damit nicht durch eine Verklumpung Stuhls ein Darmverschluss entsteht. Wegen ihrer Unbedenklichkeit können auch Schwangere, Stillende und Kinder diese Abführmittel einnehmen. Es kann aber einige Tage dauern, bis die Füll- und Quellmittel ihre Wirkung entfalten.
- **Osmotisch wirksame Mittel** (Glaubersalz, Bittersalz, Natriumzitrat, Natriumhydrogenphosphat, Laktulose, Laktose, Mannitol, Sorbitol, Glyzerin, Polyethylenglykol). Diese Mittel ziehen im Dickdarm Wasser aus dem Blut an, was einen weicheren Stuhl zur Folge hat. Auch hier ist es von großer Bedeutung, dass Sie viel trinken, um den Flüssigkeitshaushalt wie-

der auszugleichen. Kurzfristig ist der Einsatz dieser Mittel problemlos, langfristig und bei zu hoher Dosierung besteht jedoch die Gefahr von Vitamin- und Mineralstoffverlusten. Bauchschmerzen und Blähungen können auftreten. Außerdem können einige Medikamente, wie die Antibabypille, durch die Mineralsalze in ihrer Wirkung beeinträchtigt sein.

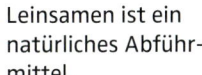

Achtung: Manche Mineralsalze können die Wirkung der Pille herabsetzen.

- **Gleitmittel** (Glyzerin, Paraffin). Sie machen den Stuhl weich und gleitfähig, es kann aber zu nachteiligen Effekten, wie Ausschwemmung von Vitaminen und Verdauungsstörungen, kommen. Bei dauerhafter Anwendung von Paraffin können Elektrolytverluste von Kalium und Natrium auftreten. Das führt zu Darmproblemen, Muskelschwäche und Herzbeschwerden. Zusätzlich kann Paraffin eine gesteigerte Produktion des Hormons Aldosteron in der Nebennierenrinde hervorrufen, was wiederum eine gesteigerte Kaliumausscheidung zur Folge hat. Paraffin kann sich sogar im Organismus ablagern. Außerdem besteht, vor allem bei älteren Menschen, die Gefahr einer Stuhlinkontinenz. Dann kann der Stuhl nicht mehr vom Schließmuskel gehalten werden.

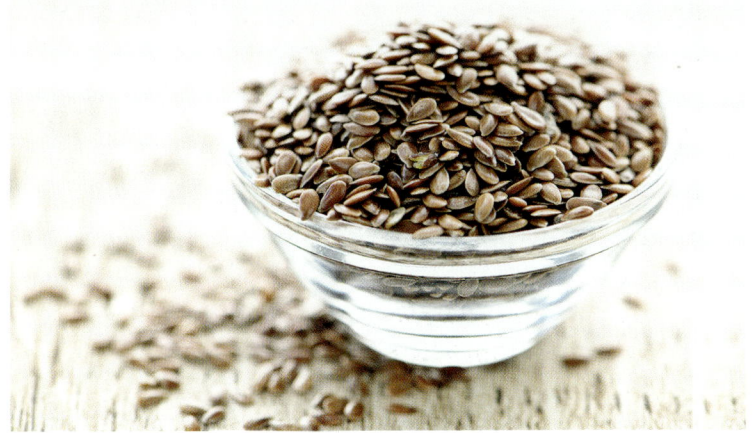

Leinsamen ist ein natürliches Abführmittel.

Durchfall

Bei Durchfall muss man mehr als dreimal täglich zur Toilette. Zudem beträgt das Stuhlgewicht von 24 Stunden mehr als 300 Gramm oder der Stuhl besteht zu über 75 Prozent aus Wasser. Man unterscheidet die akute und die chronische Diarrhö. Letztere hält über einen längeren Zeitraum an.

Zu den zahlreichen Ursachen und Auslösern von Durchfall gehören neben dem Reizdarmsyndrom z. B. auch Divertikulose, Colitis ulcerosa, Morbus Crohn, Zöliakie (Glutenunverträglichkeit), Laktoseintoleranz, Darmentzündung (Enteritis), Darmkrebs, Schilddrüsenüberfunktion, Nahrungsmittelallergien sowie Medikamente wie Antibiotika und Abführmittel.

Um zu erkennen, was den Durchfall ausgelöst hat, muss eine Anamnese stattfinden, bei der unter anderem geklärt werden sollte:

- Dauer und Häufigkeit der Stuhlgänge
- Tagesverlauf der Durchfälle
- Durchfall nach dem Verzehr von bestimmten Lebensmitteln (Milch, Milchprodukte, Brot- und Backwaren)
- Vorkommen von Blut oder Schleim im Stuhl
- Begleitsymptome wie Schmerzen, Übelkeit, Erbrechen, Blähungen
- Frühere Reisen
- Veränderung an Haut, Augen oder Gelenken

Bei länger anhaltendem Durchfall können Stuhluntersuchungen, eine Darm- und Magenspiegelung mit der Entnahme einer Gewebeprobe oder eine Ultraschalluntersuchung durchgeführt werden.

Selbsthilfe

Hausmittel Die Schmerzen lassen sich durch folgende bewährte Hausmittel lindern:

- Halten Sie den Bauch mit einer Wärmflasche warm.
- Entspannen Sie sich auf der Seite liegend mit angewinkelten Beinen, um die Bauchmuskulatur zu lockern.
- Trinken Sie viel, um den durch den Durchfall hervorgerufenen Verlust auszugleichen.

Ernährung Bei Durchfall halten Sie sich an diese Empfehlungen:

- Trinken Sie mehrmals täglich eine Tasse grünen Tee oder Tee auf Brombeerblätter- bzw. Heidelbeerbasis. Die darin enthaltenen Gerbstoffe haben eine leicht zusammenziehende Wirkung.
- Pürierte Bananen, geriebene Äpfel oder erhitzte Johannisbeeren beruhigen den Darm.
- Essen Sie Zwieback und Reisschleim. Dazu z. B. zwei Esslöffel Reis mit einem Liter leicht gesalzenen Wasser so lange quellen lassen, bis ein dünner Schleim entsteht. Bei Beschwerden alle halbe Stunde einen Esslöffel davon verzehren.

Neben der Ernährungstherapie gibt es natürlich auch Medikamente, die den Durchfall stoppen. Allerdings sollten Sie sie nur bei akutem Durchfall und nur kurzfristig einsetzen. Sind nämlich schädliche Erreger im Darm, bleiben diese im Körper und können die Darmschleimhaut schädigen.

> **!**
>
> Die gute alte Wärmflasche entspannt den Bauch und lindert Schmerzen.

Blähungen

Als Blähungen (Flatulenz) bezeichnet man das vermehrte Auftreten von Darmgasen. Blähungen können unterschiedliche Ursachen haben, z. B. unbewusstes Luftschlucken oder auch Verstopfung, die ein Ableiten der Gase verhindert. Die Darmgase werden von Bakterien gebildet, die im Dickdarm leben. Bestimmte Lebensmittel fördern Blähungen.

Ein gelegentlicher Windabgang ist völlig normal. Treten die Darmwinde aber mit einer Häufigkeit von mehr als 20 bis 30 pro Tag auf, ist dies nicht mehr normal. Das gilt auch, wenn Sie verschiedenste Nahrungsbestandteile erfolglos gemieden haben und wenn der Stuhl hinsichtlich Farbe, Beschaffenheit und Geruch auffällig ist. Blähungen sind meist harmlos, sie können aber auch das einzige Symptom einer schweren Krankheit, z. B. Darmkrebs, oder einer Stoffwechselstörung, etwa Zöliakie oder Laktoseunverträglichkeit, sein. In all diesen Fällen sollten Sie einen Arzt aufsuchen.

Selbsthilfe

Ernährung Essen Sie stets langsam und mit Bedacht und kauen Sie die Nahrung gründlich. Verteilen Sie mehrere kleine Mahlzeiten über den Tag. Trinken Sie vor dem Essen in kleinen Schlucken ein Glas stilles Mineralwasser. Essen Sie vorwiegend Speisen, die leicht verdaulich sind. Ballaststoffe im Übermaß und scharf gewürzte Speisen sollten Sie ebenso meiden wie zu viel rohes Gemüse. Blanchiertes oder gedünstetes Gemüse, das ruhig noch knackig sein darf, verträgt der Darm besser. Meiden Sie dagegen blähende Nahrungsmittel wie z. B. Zwiebeln, Kohl, Erbsen, Linsen, unreifes Obst, frisch gebackenes Brot, Kaffee, Fettgebackenes und kohlensäurehaltige Getränke.

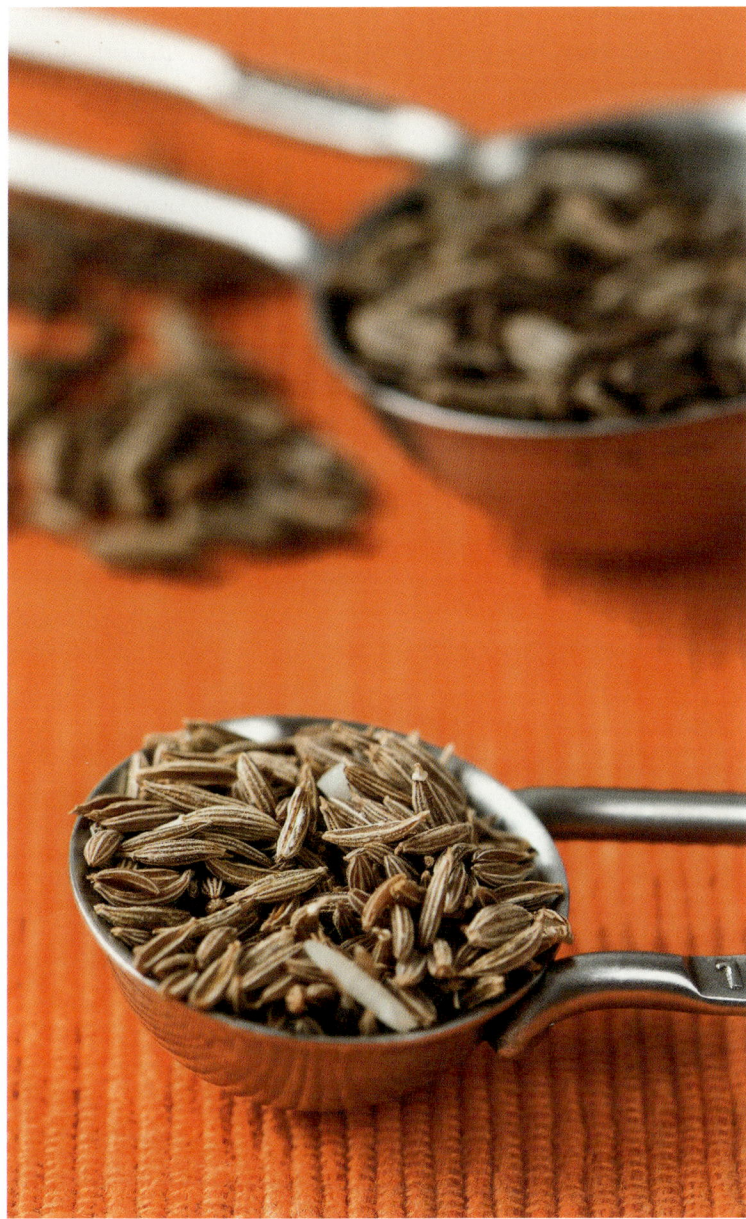

Tee aus Fenchel-
samen ist
ein bekanntes
Hausmittel gegen
Flatulenz.

Lebensmittel, die mit dem Bakterium Lactobacillus plantarum fermentiert wurden, bewirken oft einen Rückgang der Bauchschmerzen und der Blähungen.

Hausmittel und **Heilkräuter** gegen Blähungen:

- Die Heilpflanzen Kümmel, Fenchel, Anis, Koriander und Kardamom wirken wahre Wunder bei Blähungen. Eine effektive Teemischung besteht zu gleichen Teilen aus Kümmel, Fenchel und Anis. Übergießen Sie einen Teelöffel der Mischung mit 150 Milliliter heißem Wasser und lassen Sie den Tee 20 Minuten ziehen. Nach Möglichkeit nach jeder Mahlzeit eine Tasse trinken.
- Ingwer und Knoblauch entschärfen blähende Gerichte und machen sie leichter verdaulich.
- Wenn Sie häufiger Blähungen haben, kauen Sie regelmäßig nach dem Essen Anis- und Kümmelsamen.
- Bewegung und Sport bringen auch den Darm in Schwung. Die Bewegung massiert den Darm und beschleunigt den Weitertransport der Nahrung. Vom Verdauungsspaziergang bis zum Ausdauersport ist alles erlaubt.

Es kann helfen, nach den Mahlzeiten regelmäßig Anissamen zu kauen.

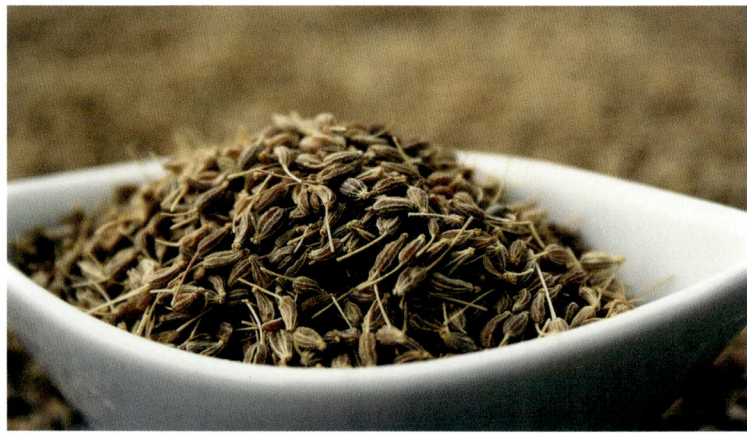

Geeignete und ungeeignete Lebensmittel bei Blähungen

GEEIGNETE LEBENSMITTEL	UNGEEIGNETE LEBENSMITTEL
blanchiertes oder gedünstetes Gemüse, z. B. Karotten, Fenchelgemüse, grüne Bohnen	zu viel rohes Gemüse
geschälte Tomaten	zu viele Ballaststoffe
Ingwer	scharf gewürzte Speisen
Knoblauch	Zwiebeln, Kohl, weiße Bohnen, Erbsen, Linsen, unreifes Obst, Nüsse, Rosinen
Gewürze: Anis, Kümmel, Fenchel, Koriander, Kardamom	grobes Vollkornbrot, sehr frisches Brot
Kräutertee (vor allem Kamille, Kümmel, Fenchel, Anis)	Kaffee, Schokolade
stilles Mineralwasser	Eiskaltes, Fettgebackenes
	Sorbit, Laktose
	kohlensäurehaltige Getränke

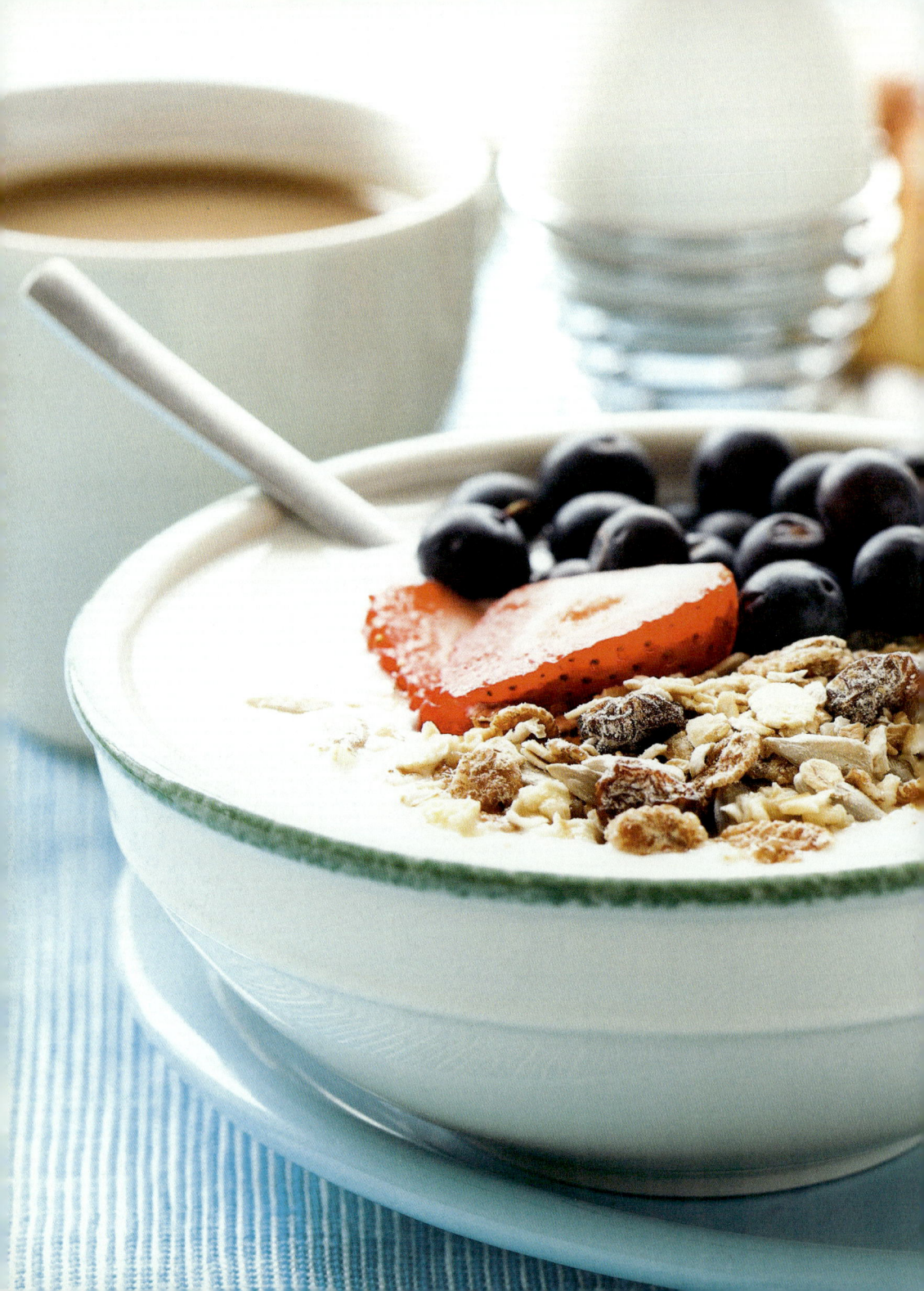

REZEPTE

Auch wenn Sie am Reizdarmsyndrom leiden, müssen Sie nicht auf leckeres Essen verzichten. Hier finden Sie Rezepte, die Ihrem Bauch Gutes tun und wieder richtig Lust auf sorglosen Genuss machen. Speziell für Ihren empfindlichen Magen-Darm-Trakt haben wir moderne und gesunde Gerichte ausgewählt. Sie sind leicht nachzukochen und eine Wohltat für Ihre Verdauung.

EL	=	Esslöffel	ger.	=	gerieben
F. i.Tr.	=	Fettgehalt in der Trockenmasse	kcal	=	Kilokalorien
			kJ	=	Kilojoule (4,18 Kilojoule = 1 Kilokalorie)
g	=	Gramm			
geh.	=	gehäuft	mg	=	Milligramm
gek.	=	gekocht	ml	=	Milliliter
gem.	=	gemahlen	Pck.	=	Päckchen
getr.	=	getrocknet	TL	=	Teelöffel

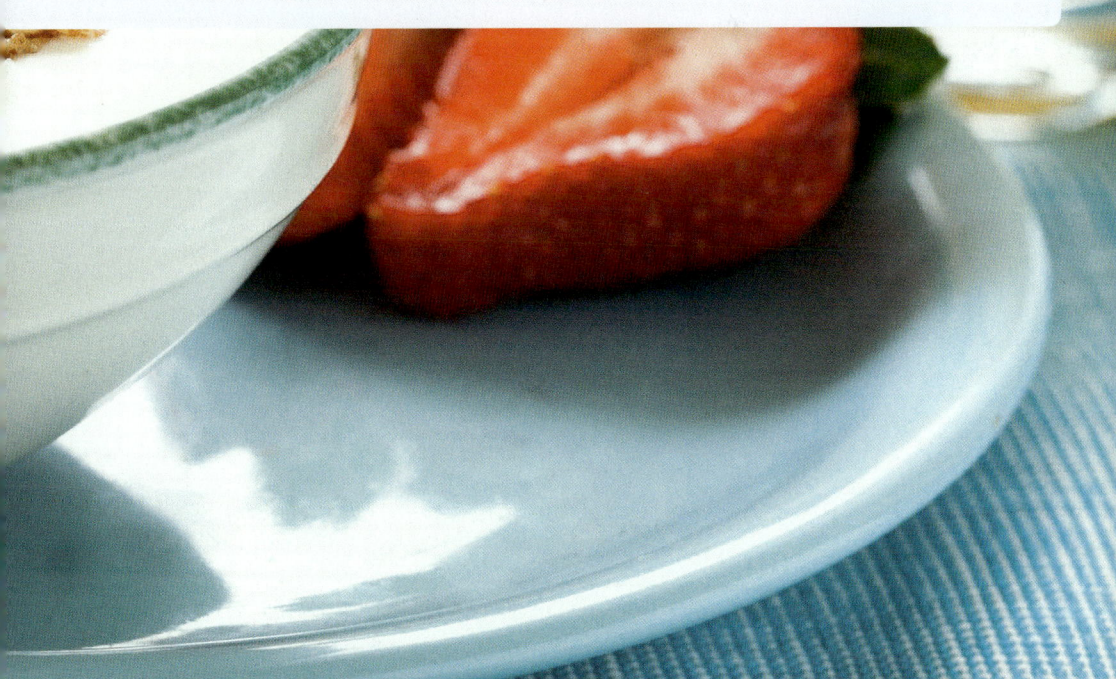

BITTE BEACHTEN!

Jeder Reizdarmpatient reagiert anders; was dem einen schlimme
Beschwerden bereitet, kann dem anderen sogar helfen.

Testen Sie daher bei unseren Rezepten stets die Verträglichkeit aus.

Falls Zutaten verwendet werden, von denen Sie wissen, dass Sie sie nicht
vertragen, tauschen Sie diese einfach gegen Lebensmittel aus, die bei
Ihnen keine Beschwerden verursachen.

Auf Birnen und Äpfel sollten Sie z. B. verzichten, wenn Sie an einer Sorbitunverträglichkeit leiden.

Zum Würzen haben wir auf scharfe Gewürze wie Chili, Curry oder Pfeffer
verzichtet. Falls Sie diese Gewürze jedoch gut vertragen, dürfen Sie Ihre
Speisen natürlich gern damit verfeinern.

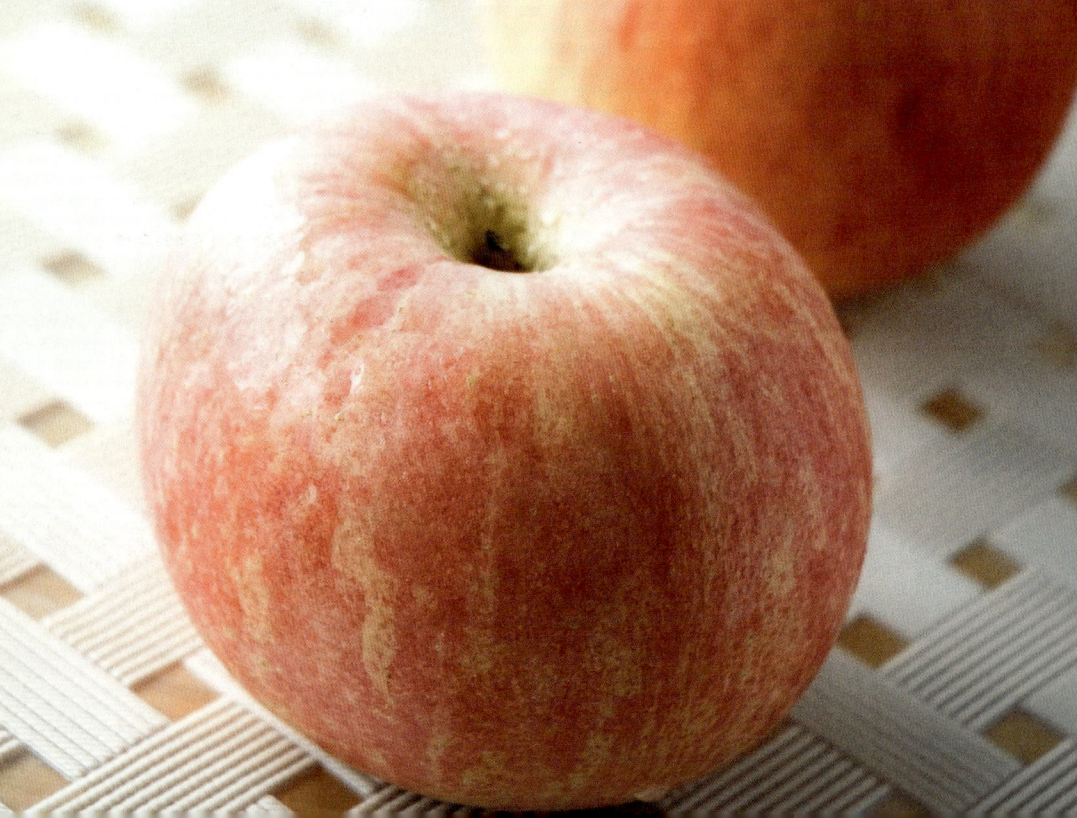

FRÜHSTÜCK

Apfelmüsli
Gut verträglich und mit vielen Ballaststoffen

Zubereitungszeit: ca. 15 Minuten
Quellzeit: ca. 10 Minuten
Garzeit: ca. 8 Minuten

Eine Portion enthält:

233 kcal/974 kJ	6 g Ballaststoffe
14 g Eiweiß	3,6 g Laktose
1 g Fett	0,8 g Fruktose
40 g Kohlenhydrate	

Zutaten für 2 Portionen
2 Becher Naturjoghurt, 1,5 % Fett

2 geh. EL Vollkornhaferflocken

1 EL Leinsamen

2 kleine Äpfel

1 EL Zitronensaft

1 kleines Glas Apfelsaft (100 ml)

1 EL Honig

Zubereitung

1 Den Joghurt mit den Haferflocken und Leinsamen glatt rühren und ca. 10 Minuten quellen lassen.

2 Die Äpfel waschen, trocknen, schälen, halbieren und das Kerngehäuse herausschneiden. Die Hälften in grobe Stücke schneiden und mit dem Zitronensaft vermengen. Apfelstücke und Apfelsaft in einem kleinen Topf zum Kochen bringen und 5–8 Minuten bei mittlerer Hitze köcheln lassen, bis die Äpfel musig eingekocht sind. Mit einer Gabel grob zerdrücken und etwas abkühlen lassen.

3 Den Joghurt mit Honig süßen und das abgekühlte Apfelmus unterrühren.

Bircher Müsli mit Birne

Mild und fettarm

**Zubereitungszeit: ca. 15 Minuten
Quellzeit: 30 Minuten oder über Nacht**

Eine Portion enthält:

220 kcal/920 kJ	5 g Ballaststoffe
6 g Eiweiß	2,9 g Laktose
3 g Fett	13,4 g Fruktose
41 g Kohlenhydrate	

Zutaten für 2 Portionen

1 Becher Naturjoghurt, 1,5 % Fett

2 EL Buttermilch

½ Vanilleschote

2 geh. EL Vollkornhaferflocken

2 reife Birnen

1 EL Zitronensaft

1 EL Honig

Zubereitung

1 Joghurt und Buttermilch verrühren. Die Vanilleschote der Länge nach halbieren, das Mark herauskratzen und unter die Joghurtmasse rühren. Die Haferflocken unterrühren und 30 Minuten oder über Nacht quellen lassen.

2 Die Birnen waschen, trocknen, halbieren, Kerngehäuse und Strunk entfernen und die Hälften auf einer Reibe grob raspeln. Sofort mit dem Zitronensaft vermischen und unter die vorbereitete Müslimasse mischen. Mit Honig süßen und gleich servieren.

TIPP

Bei guter Verträglichkeit können Sie das Bircher Müsli auch mit gemahlenen Nüssen oder Mandeln, getrockneten Kirschen oder Cranberrys verfeinern.

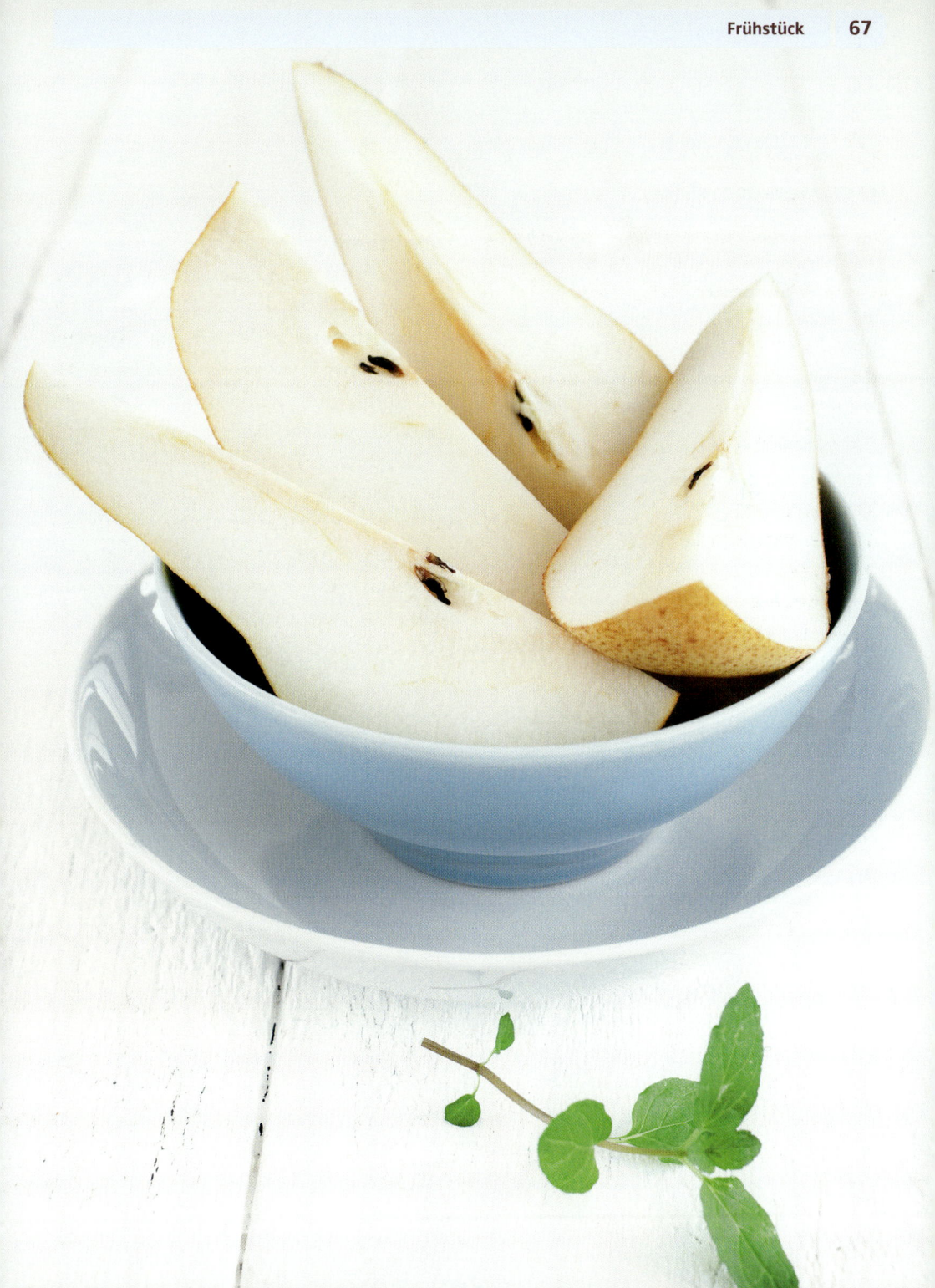

Knuspermüsli

Mit vielen gesunden Kernen

Zubereitungszeit: ca. 5 Minuten

Eine Portion enthält:

361 kcal/1509 kJ	4 g Ballaststoffe
7 g Eiweiß	0 g Laktose
19 g Fett	7,5 g Fruktose
41 g Kohlenhydrate	

Zutaten für 2 Portionen

1 ½ EL Rapsöl

2 geh. EL Vollkornhaferflocken

2 geh. EL Getreideflocken, z. B. Fünfkorn-
Getreideflocken

2 TL Leinsamen

2 TL Sonnenblumenkerne

2 EL Honig

½ TL Vanillemark

Zubereitung

1 Das Öl in einer beschichteten Pfanne erhitzen.

2 Die Flocken, Leinsamen und Sonnenblumenkerne zugeben und darin anrösten. Honig und Vanillemark zugeben und das Ganze karamellisieren lassen.

3 Das Müsli aus der Pfanne nehmen und abkühlen lassen.

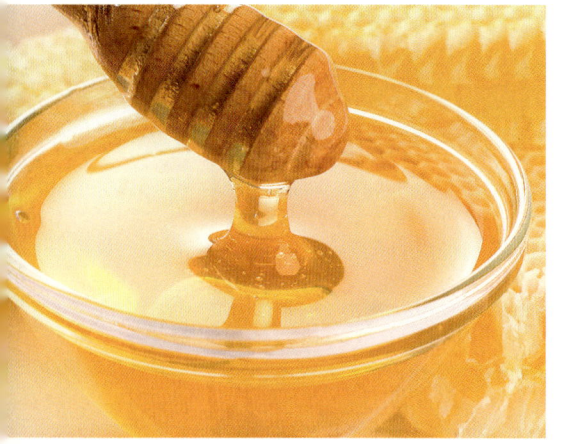

TIPP

Es bietet sich an, gleich eine größere Menge Knuspermüsli herzustellen. In einem Schraubglas hält es sich einige Wochen.
Bei guter Verträglichkeit können Sie gehackte Walnüsse, Mandeln oder getrocknete Früchte wie Aprikosen, Rosinen oder Cranberrys unter das fertige Knuspermüsli mischen.

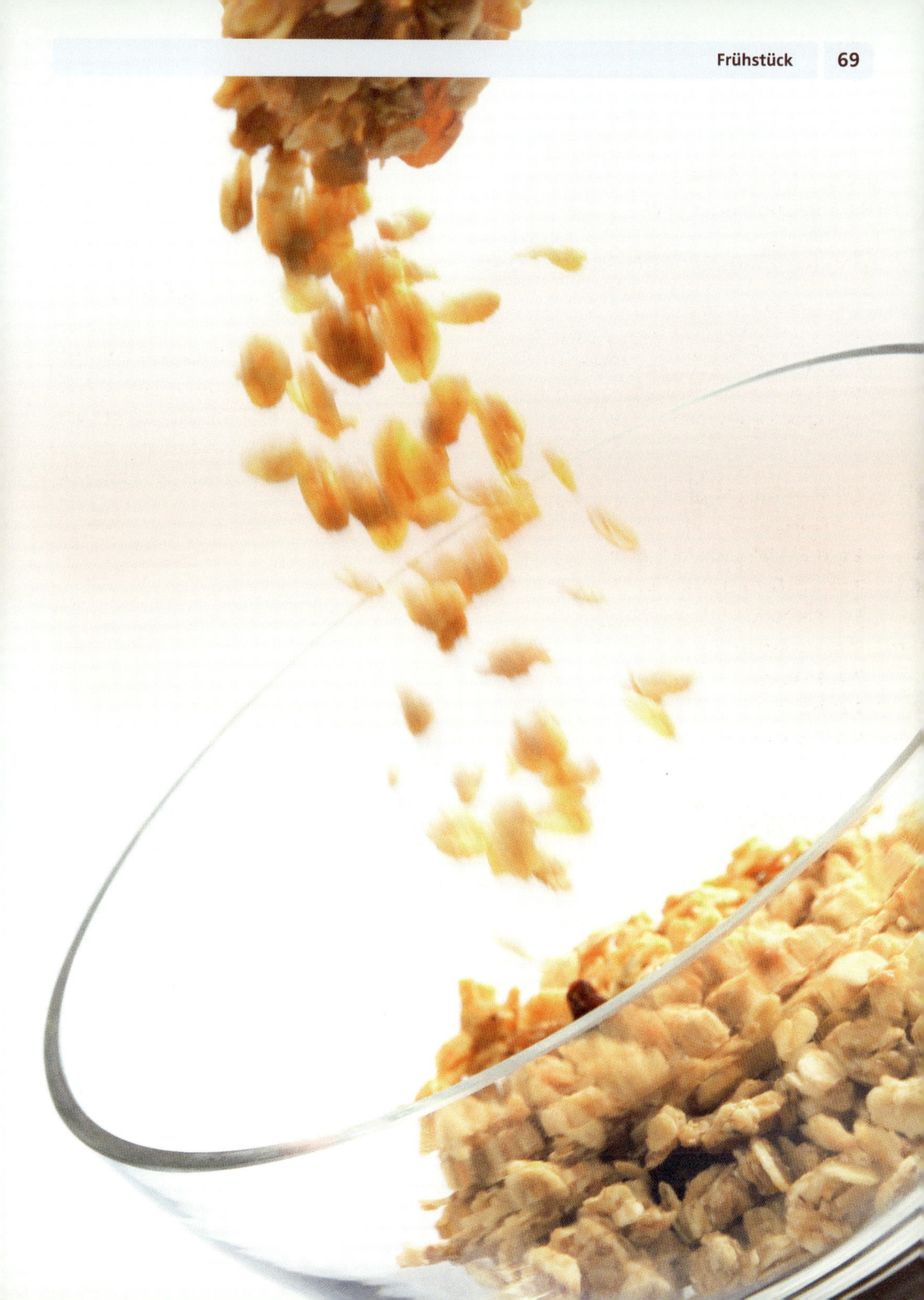

Exotischer Obstsalat
Mit fettarmem Vanillequark

Zubereitungszeit: ca. 20 Minuten

Eine Portion enthält:

289 kcal/1206 kJ	6 g Ballaststoffe
19 g Eiweiß	5 g Laktose
1 g Fett	6,4 g Fruktose
47 g Kohlenhydrate	

Zutaten für 2 Portionen

1 reife Papaya

1 reife Mango

2 Kiwis

1 kleines Glas Orangensaft (100 ml)

1 Becher Magerquark (250 g)

1 Schuss Mineralwasser

1 Vanilleschote

2 EL Ahornsirup

Zubereitung

1 Die Papaya schälen, halbieren, die Kerne mit einem Löffel herauskratzen und das Fruchtfleisch in Würfel schneiden. Die Mango und die Kiwis schälen, das Mangofruchtfleisch vom Kern in Spalten abschneiden. Mangofruchtfleisch und Kiwis würfeln. Die Obstwürfel mit dem Orangensaft vermengen.

2 Quark und Mineralwasser mit einem Schneebesen glatt rühren. Die Vanilleschote der Länge nach aufschlitzen, das Vanillemark mit einem scharfen Messerchen herauskratzen und zusammen mit dem Ahornsirup unter den angerührten Quark mischen.

3 Den Obstsalat mit dem Vanillequark servieren.

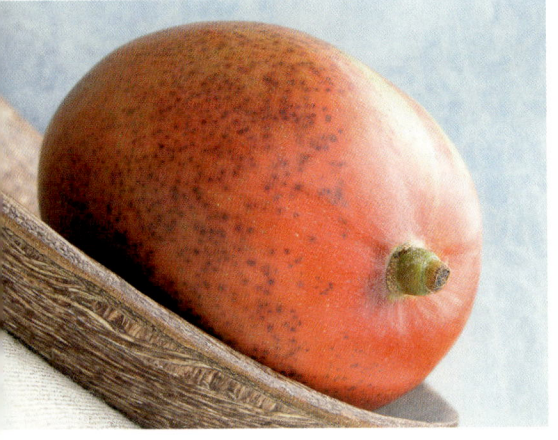

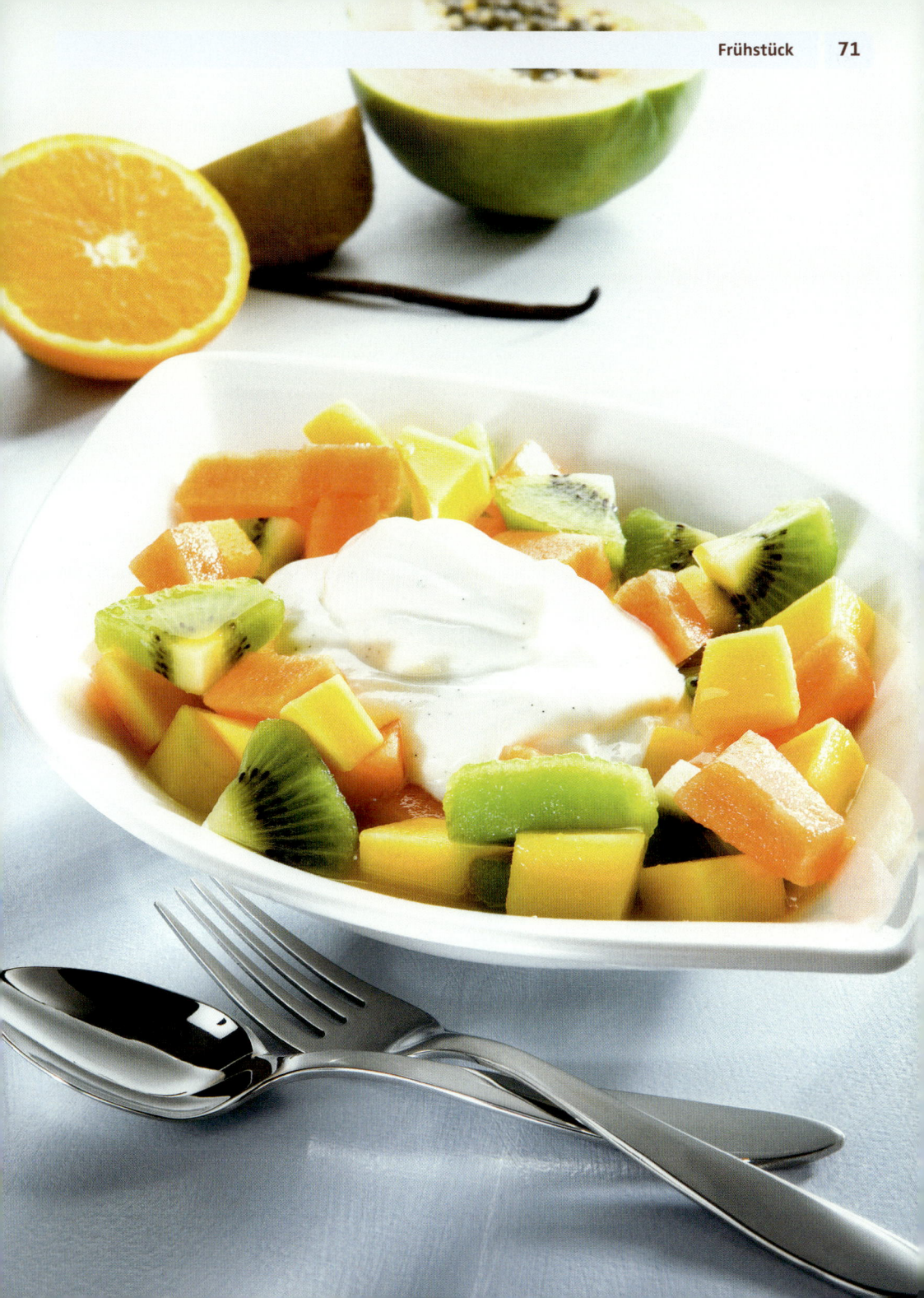

Zitrusfrüchtesalat
Mit Pistazien

Zubereitungszeit: ca. 20 Minuten

Eine Portion enthält:

253 kcal/1057 kJ	5 g Ballaststoffe
5 g Eiweiß	0 g Laktose
5 g Fett	13 g Fruktose
41 g Kohlenhydrate	

Zutaten für 2 Portionen

1 Orange

1 Blutorange

1 Grapefruit

1 kleines Glas Maracujasaft (50 ml)

1 EL Honig

1 EL Pistazien, ungesalzen

Zubereitung

1 Von den Zitrusfrüchten die Schale mit einem scharfen Messerchen abschneiden, sodass die weiße Haut mit entfernt wird. Die Fruchtfilets herausschneiden, den dabei austretenden Saft auffangen und mit dem Maracujasaft und dem Honig verrühren. Die Fruchtfilets vorsichtig mit dem Saft vermischen.

2 Die Pistazien in einer beschichteten Pfanne ohne Fettzugabe anrösten, bis sie aromatisch zu duften beginnen. Etwas abkühlen lassen und über den Zitrusfrüchtesalat streuen.

TIPP

Falls Sie keine Pistazien vertragen, streichen Sie diese aus der Zutatenliste. Bei guter Verträglichkeit von Sesam können Sie diesen stattdessen verwenden.

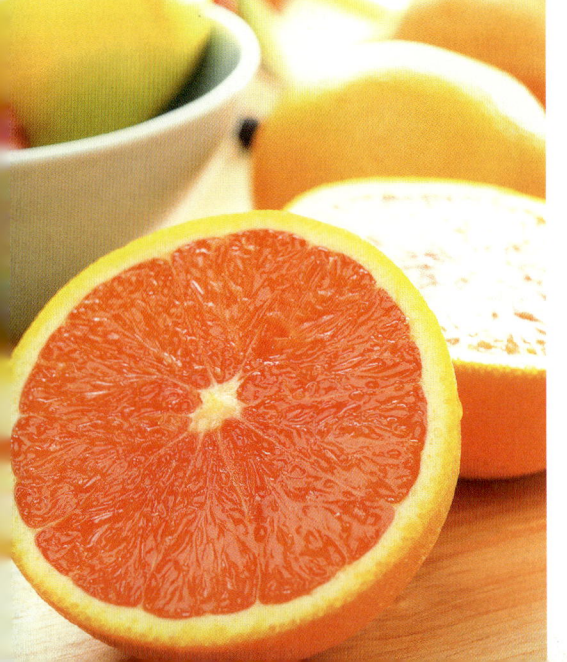

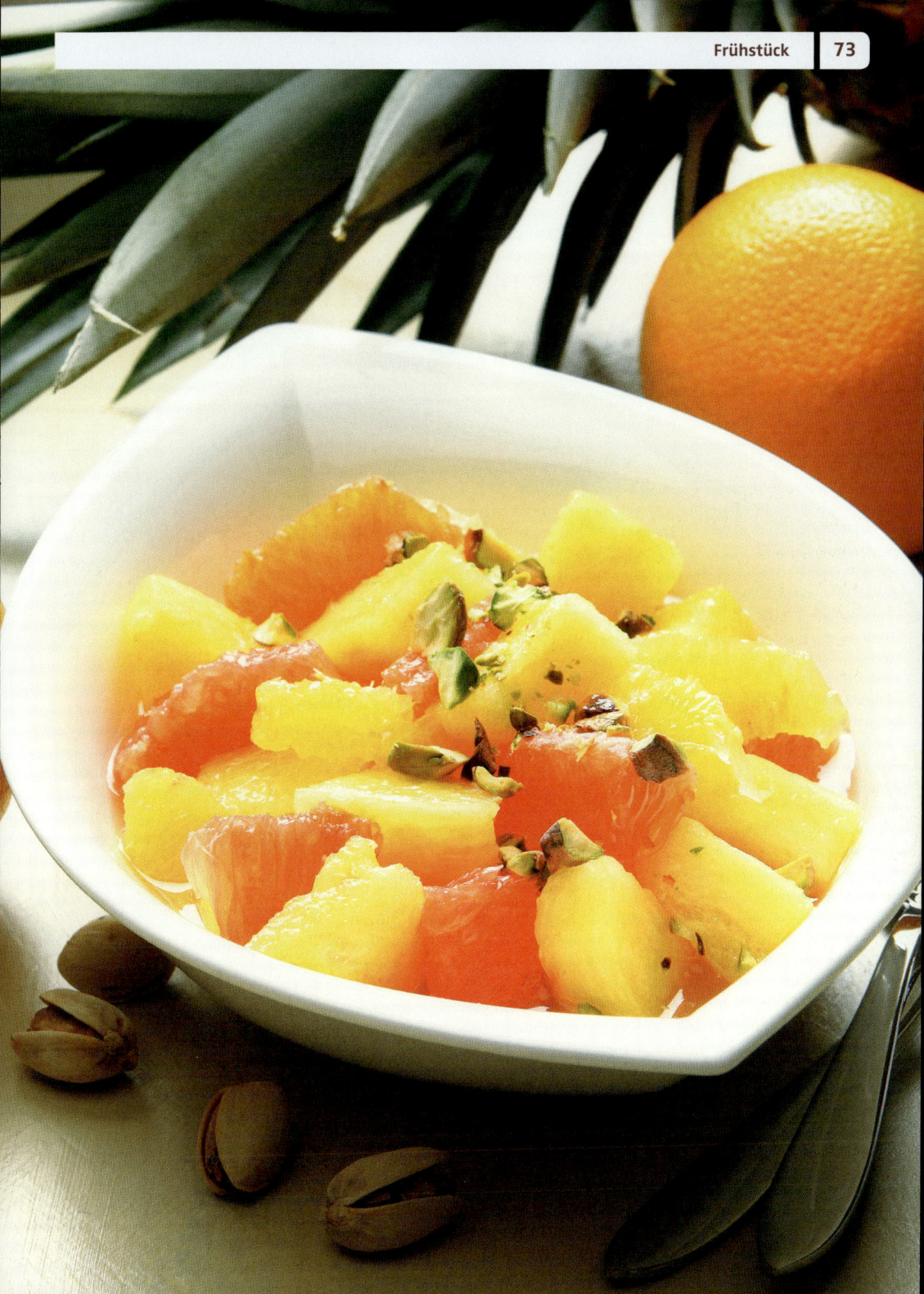

Gelber Obstsalat
Mit Zitronendressing

Zubereitungszeit: 10 Minuten
Garzeit: 5–10 Minuten

Eine Portion enthält:

263 kcal/1101 kJ	3 g Ballaststoffe
2 g Eiweiß	0 g Laktose
1 g Fett	8,1 g Fruktose
60 g Kohlenhydrate	

Zutaten für 2 Portionen

1 Bio-Zitrone

2 geh. EL brauner Zucker

1 Stück frische Ananas (ca. 200 g)

1 Stück Honigmelone (ca. 200 g)

1 reifer Pfirsich

Zubereitung

1   Die Zitrone heiß waschen, die Schale auf einer Gemüsereibe fein abreiben.

2   Die Zitrone auspressen, mit 100 ml Wasser und dem Zucker aufkochen lassen und etwa auf die Hälfte der Flüssigkeit einkochen lassen. Das Zitronendressing etwas abkühlen lassen.

3   Das Ananas- und Melonenfruchtfleisch in Würfel schneiden. Den Pfirsich waschen, halbieren, den Stein entfernen und die Pfirsichhälften ebenfalls würfeln. Abgeriebene Zitronenschale und das vorbereitete Obst in einer Schüssel mit dem Dressing vermengen.

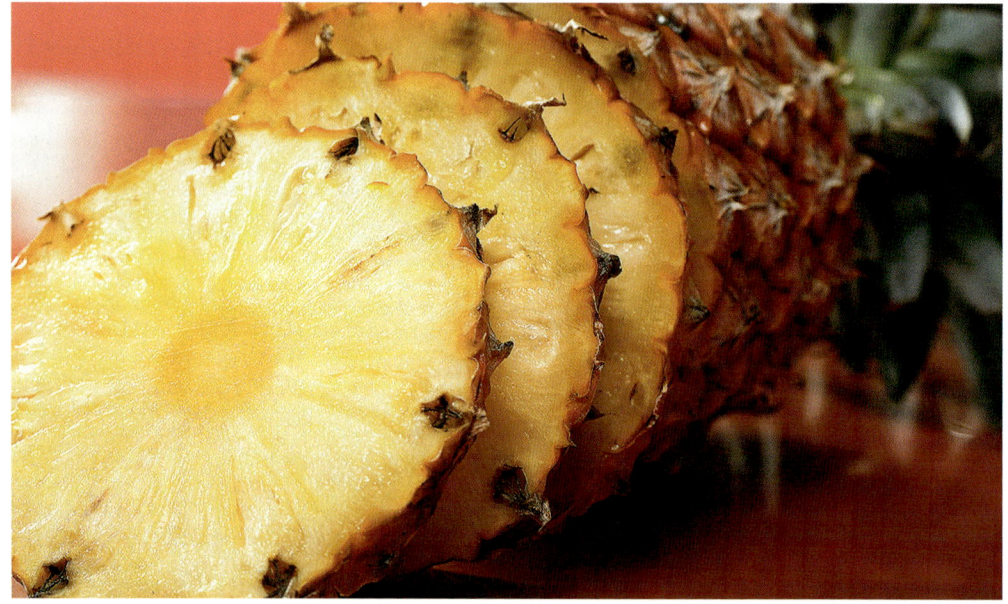

Bananen-Honig-Joghurt
Für jeden Tag, geht schnell

Zubereitungszeit: ca. 10 Minuten

Eine Portion enthält:

228 kcal/952 kJ	2 g Ballaststoffe
6 g Eiweiß	4,6 g Laktose
3 g Fett	11,3 g Fruktose
43 g Kohlenhydrate	

Zutaten für 2 Portionen

2 Becher Naturjoghurt, 1,5 % Fett (300 g)

2 EL flüssiger Honig, z. B. Akazie

1 Msp. Zimt

2 Bananen

1 EL Zitronensaft

Zubereitung

1 Den Joghurt mit Honig und Zimt verrühren.

2 Die Bananen schälen und mit einer Gabel musig zerdrücken. Sofort mit dem Zitronensaft vermengen und unter den Honig-Zimt-Joghurt rühren.

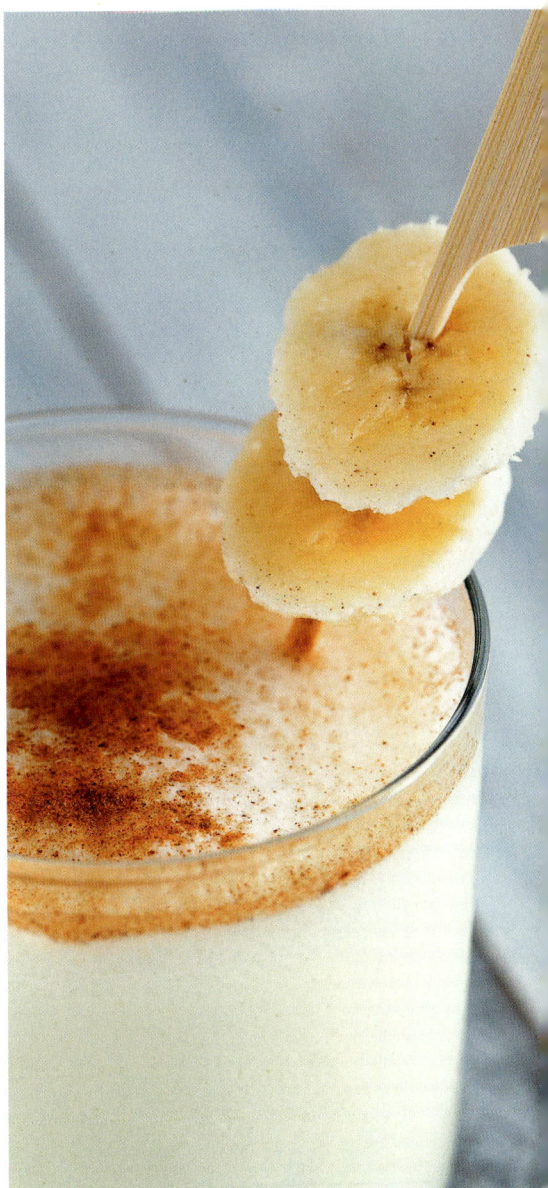

Kräuterrührei
Mit frischen Kräutern

Zubereitungszeit: 5 Minuten
Garzeit: ca. 5 Minuten

Eine Portion enthält:

251 kcal/1049 kJ	1 g Ballaststoffe
17 g Eiweiß	0,3 g Laktose
19 g Fett	0,2 g Fruktose
3 g Kohlenhydrate	

Zutaten für 2 Portionen

4 Eier

2 EL Milch, 1,5 % Fett

etwas Salz

1 EL Schnittlauchröllchen

1 EL gehackte Petersilie

2 TL Rapsöl

Zubereitung

1 Eier und Milch in einer Schüssel verquirlen und mit Salz und den vorbereiteten Kräutern würzen.

2 Das Öl in einer beschichteten Pfanne erhitzen. Die Eiermasse in die Pfanne geben und bei mittlerer Hitze kurz stocken lassen. Dann mit einem Pfannenwender langsam vom Rand zur Mitte schieben, bis alles gestockt ist.

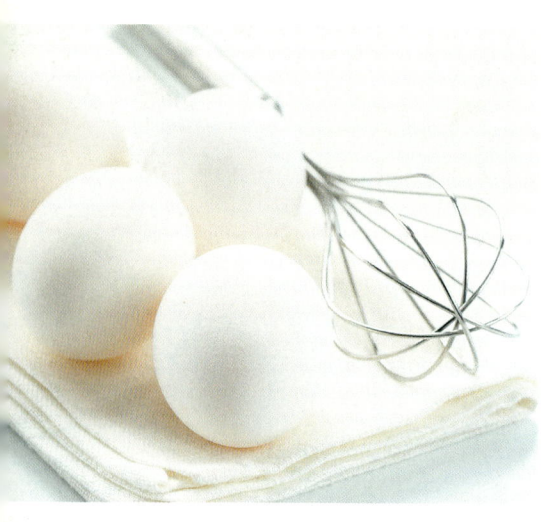

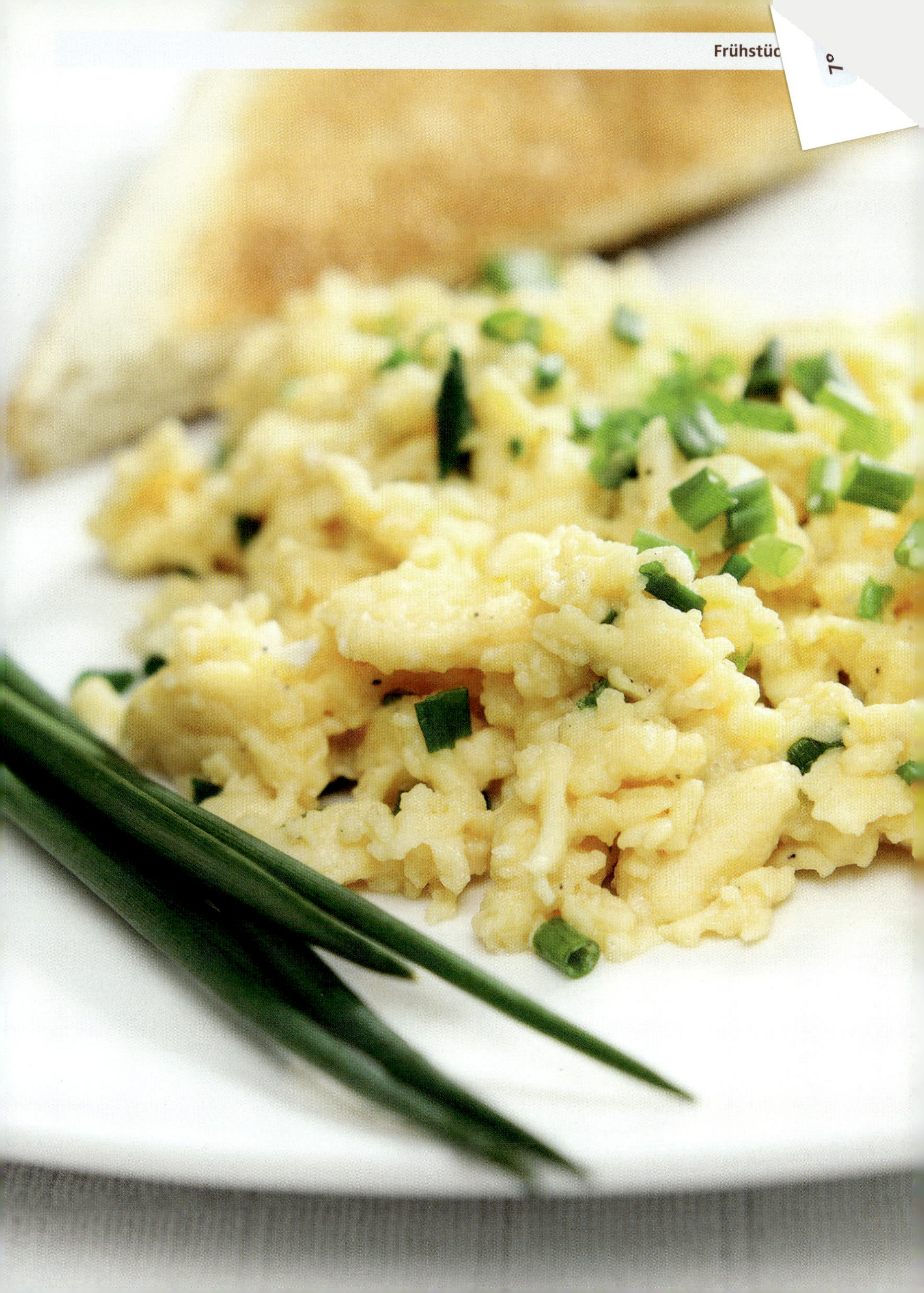

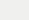

Apfelpfannkuchen

Schmeckt der ganzen Familie

Zubereitungszeit: 15 Minuten
Ruhezeit: ca. 15 Minuten
Garzeit: ca. 10 Minuten

Eine Portion enthält:

502 kcal/2099 kJ	6 g Ballaststoffe
15 g Eiweiß	3,1 g Laktose
14 g Fett	3,7 g Fruktose
79 g Kohlenhydrate	

Zutaten für 2 Portionen

30 g Weizenvollkornmehl

50 g Weizenmehl, Typ 550

125 ml Milch, 1,5 % Fett

1 Ei

2 EL Zucker

½ Vanilleschote

1 roter Apfel

1 EL Zitronensaft

1 EL Rapsöl

Zubereitung

1 Beide Mehlsorten mit Milch und Ei glatt rühren. 1 EL Zucker dazugeben und 15 Minuten ruhen lassen. In der Zwischenzeit die Vanilleschote längs halbieren und das Mark herauskratzen.

2 Den Apfel waschen, trocknen, Kerngehäuse und Strunk herausschneiden und das Fruchtfleisch auf einem Gemüsehobel in grobe Stifte raspeln. Sofort mit Zitronensaft vermengen und zusammen mit dem Vanillemark unter den Pfannkuchenteig rühren.

3 Eine beschichtete Pfanne mit jeweils ½ EL Öl ausreiben und nacheinander bei mittlerer Hitze 2 dicke Pfannkuchen backen. Mit dem restlichen Zucker bestreuen.

TIPP

Genießen Sie die Pfannkuchen aufgerollt und gefüllt mit leckerer Erdbeermarmelade oder mit feiner Vanillesauce.

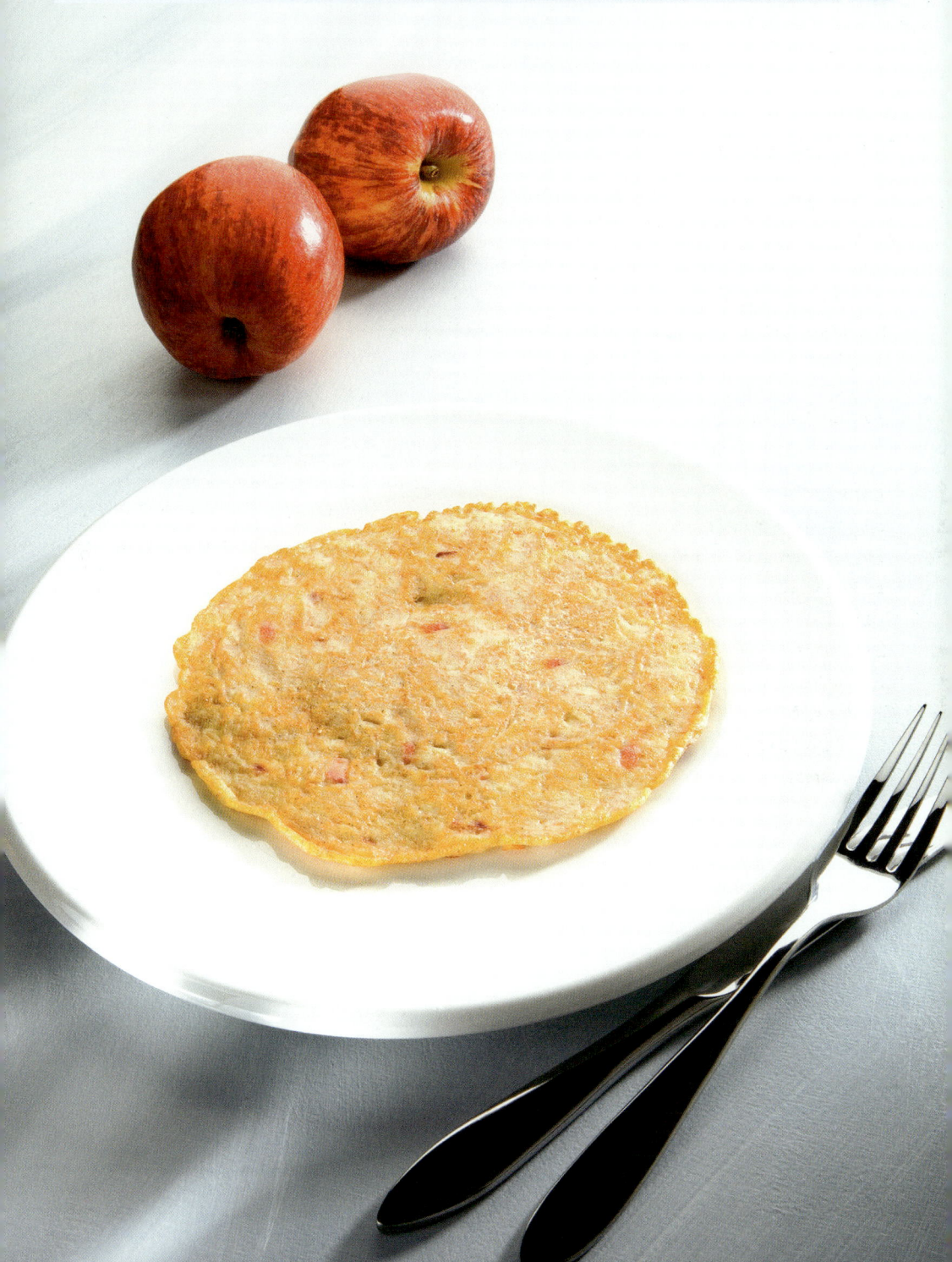

Emmentaler Toast

Mit Fünf-Minuten-Ei

Zubereitungszeit: 10 Minuten
Garzeit: 5 Minuten

Eine Portion enthält:

421 kcal/1758 kJ	5 g Ballaststoffe
21 g Eiweiß	0,4 g Laktose
22 g Fett	2,2 g Fruktose
33 g Kohlenhydrate	

Zutaten für 2 Portionen

2 Eier

4 Scheiben Vollkorntoast

2 TL Butter

2 Scheiben Emmentaler, 45 % Fett i. Tr.

2 Kiwis

Zubereitung

1 Die Eier mit einem Eierstecher anstechen und im kochenden Wasser 5 Minuten kochen lassen. Kurz abschrecken.

2 Die Toastscheiben goldgelb toasten und kurz abkühlen lassen. Die Toastscheiben mit Butter bestreichen und 2 Scheiben mit Käse belegen. Die Kiwis halbieren und mit dem Käsetoast zum Ei servieren.

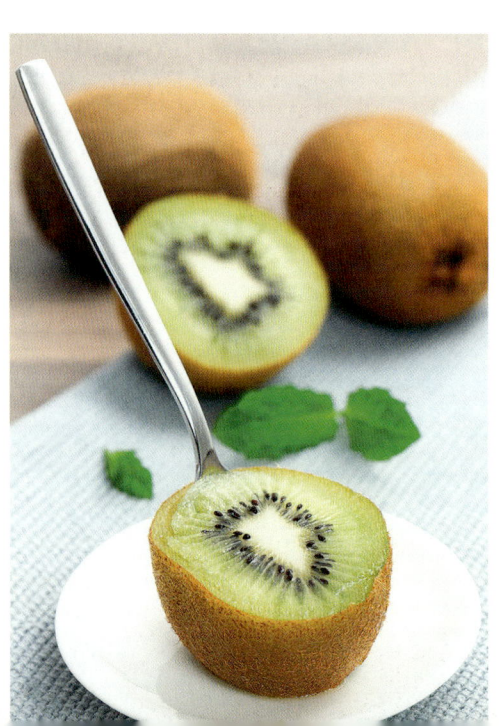

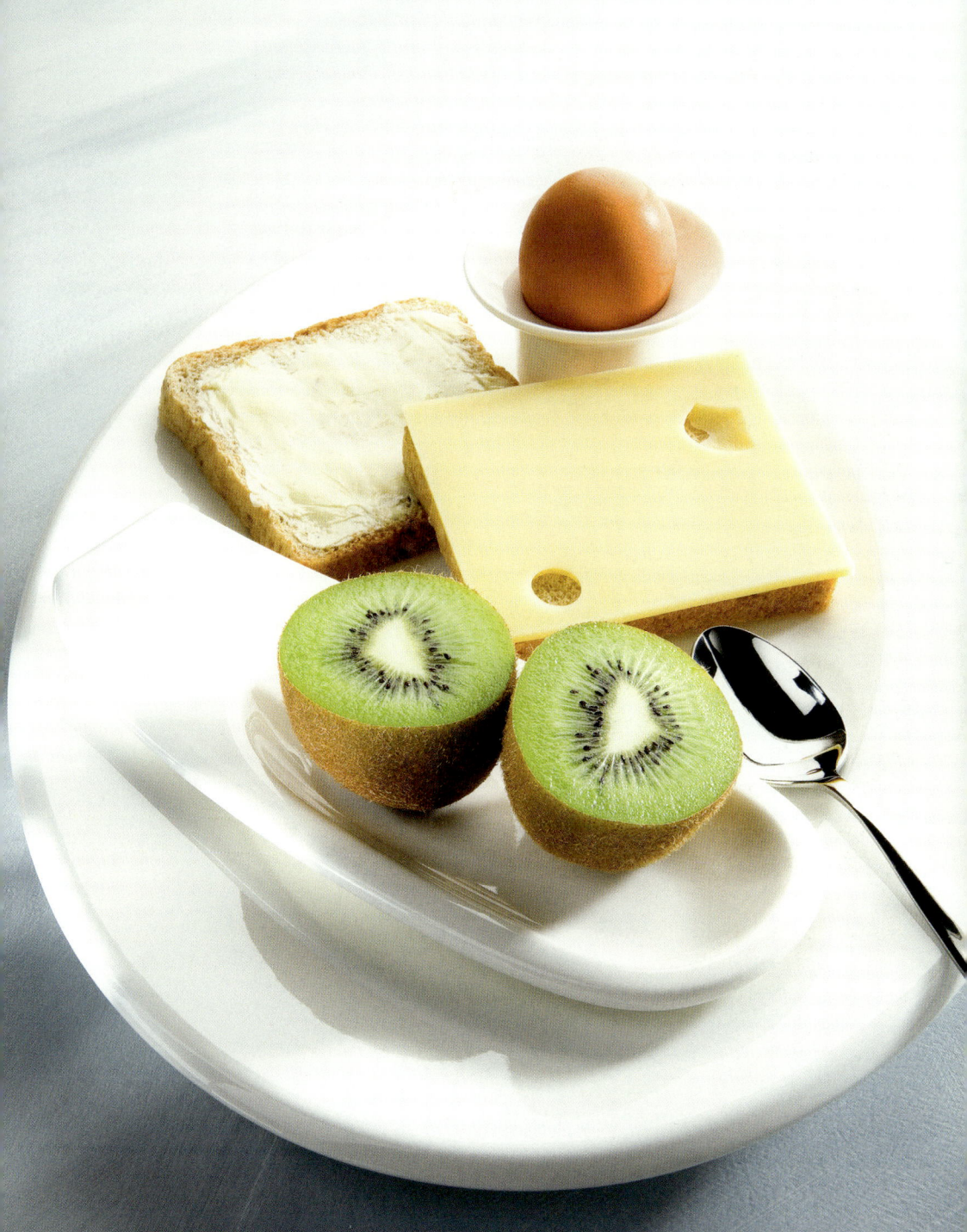

Schinken-Tomaten-Brot

Mit gesundem Vitamindrink

Eine Portion enthält:

272 kcal/1137 kJ	6 g Ballaststoffe
14 g Eiweiß	0,3 g Laktose
8 g Fett	3,1 g Fruktose
33 g Kohlenhydrate	

Zutaten für 2 Portionen

1 EL Frischkäse, fettreduziert

1 TL gehackte Kräuter, z. B. Petersilie

2 Scheiben Sonnenblumen-Vollkornbrot

2 Scheiben gekochter Schinken

2 Tomaten

einige Blättchen Basilikum

etwas Salz

1 Glas Grapefruitsaft (100 ml)

1 Glas Orangensaft (100 ml)

Zubereitung

1 Den Frischkäse mit den gehackten Kräutern verrühren und die beiden Brotscheiben damit bestreichen. Die Schinkenscheiben auf den beiden Brotscheiben verteilen.

2 Die Tomaten waschen, trocknen, halbieren, den Stielansatz herausschneiden und die Hälften in schmale Scheiben schneiden. Die Basilikumblättchen waschen, trocknen und in schmale Streifen schneiden. Die Tomatenscheiben leicht salzen und mit den Basilikumstreifen bestreuen.

3 Die beiden Säfte mischen und in zwei Gläser füllen, zusammen mit den vorbereiten Broten servieren.

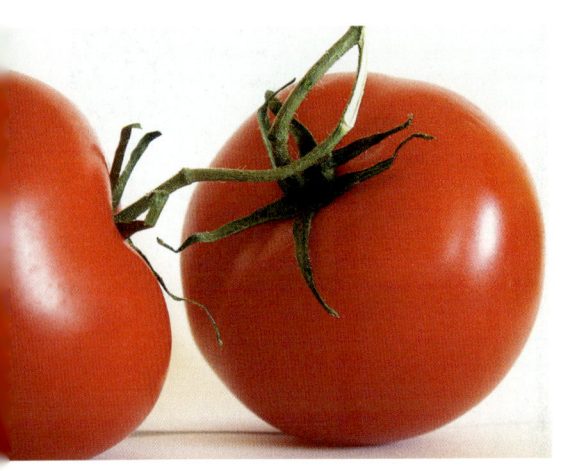

Buttermilch-Pancakes

Mit Vollkornmehl

Zubereitungszeit: 10 Minuten
Quellzeit: ca. 15 Minuten
Garzeit: ca. 12 Minuten

Eine Portion enthält:

483 kcal/2018 kJ	4 g Ballaststoffe
12 g Eiweiß	3,7 g Laktose
18 g Fett	0 g Fruktose
67 g Kohlenhydrate	

Zutaten für 2 Portionen

1 geh. EL Butter

180 ml Buttermilch

1 Ei

50 g Dinkelvollkornmehl

50 g Weizenmehl, Typ 550

2 geh. EL Puderzucker

1 TL Backpulver

2 TL Rapsöl

TIPP

Genießen Sie zu den Pancakes dickflüssigen Ahornsirup oder einen leckeren Obstsalat (Rezepte siehe Seite 70 oder 72).

Zubereitung

1 Die Butter schmelzen. Die Buttermilch mit Ei, den beiden Mehlsorten, 1 EL Puderzucker und dem Backpulver mit den Quirlen des Handrührgerätes zu einem glatten Teig verrühren, dabei die flüssige Butter unterrühren. Den Teig ca. 15 Minuten quellen lassen.

2 In einer beschichteten Pfanne die Hälfte des Öls erhitzen. Aus der Hälfte des Teiges 6 Portionen hineingeben und von jeder Seite 2–3 Minuten zu kleinen Pancakes backen. Das restliche Öl erhitzen und aus dem restlichen Teig 6 weitere Pancakes backen.

3 Die Pancakes mit dem restlichen Puderzucker bestäuben und servieren.

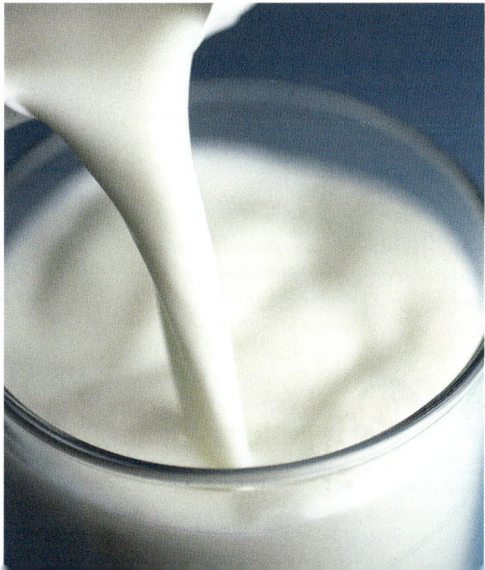

MITTAGESSEN

Kürbiscremesuppe
Mild-fruchtige Variante

Zubereitungszeit: ca. 15 Minuten
Garzeit: ca. 25 Minuten

Eine Portion enthält:

244 kcal/1020 kJ	9 g Ballaststoffe
5 g Eiweiß	0,6 g Laktose
11 g Fett	10,8 g Fruktose
30 g Kohlenhydrate	

Zutaten für 2 Portionen

1 Birne
1 Apfel
500 g Hokkaidokürbis
1 EL Kürbiskernöl
300 ml Gemüsebrühe
etwas Salz
1 EL saure Sahne

Zubereitung

1 Birne und Apfel waschen, schälen und das Kerngehäuse entfernen. Den Kürbis waschen, Kerne mit einem Löffel herauskratzen. Ca. ein Achtel des Obst- und Kürbisfleisches beiseite legen, den Rest in grobe Würfel schneiden.

2 In einer Pfanne die Hälfte des Öls erhitzen und die Kürbis-Obst-Würfel darin anschwitzen. Mit heißer Gemüsebrühe ablöschen und ca. 20 Minuten köcheln lassen, bis der Kürbis und das Obst weich sind. Anschließend mit einem Pürierstab pürieren und mit Salz abschmecken.

3 Den restlichen Kürbis und das restliche Obst in feine Würfel schneiden, in der Pfanne im restlichen Öl anschwitzen, dann als Einlage in die pürierte Suppe geben.

4 Die Suppe vor dem Servieren mit der sauren Sahne garnieren.

KÜCHENTIPP

Falls Ihnen die Suppe zu dickflüssig ist, geben Sie noch etwas heißes Wasser, heiße Gemüsebrühe oder Milch hinzu und pürieren alles noch mal.

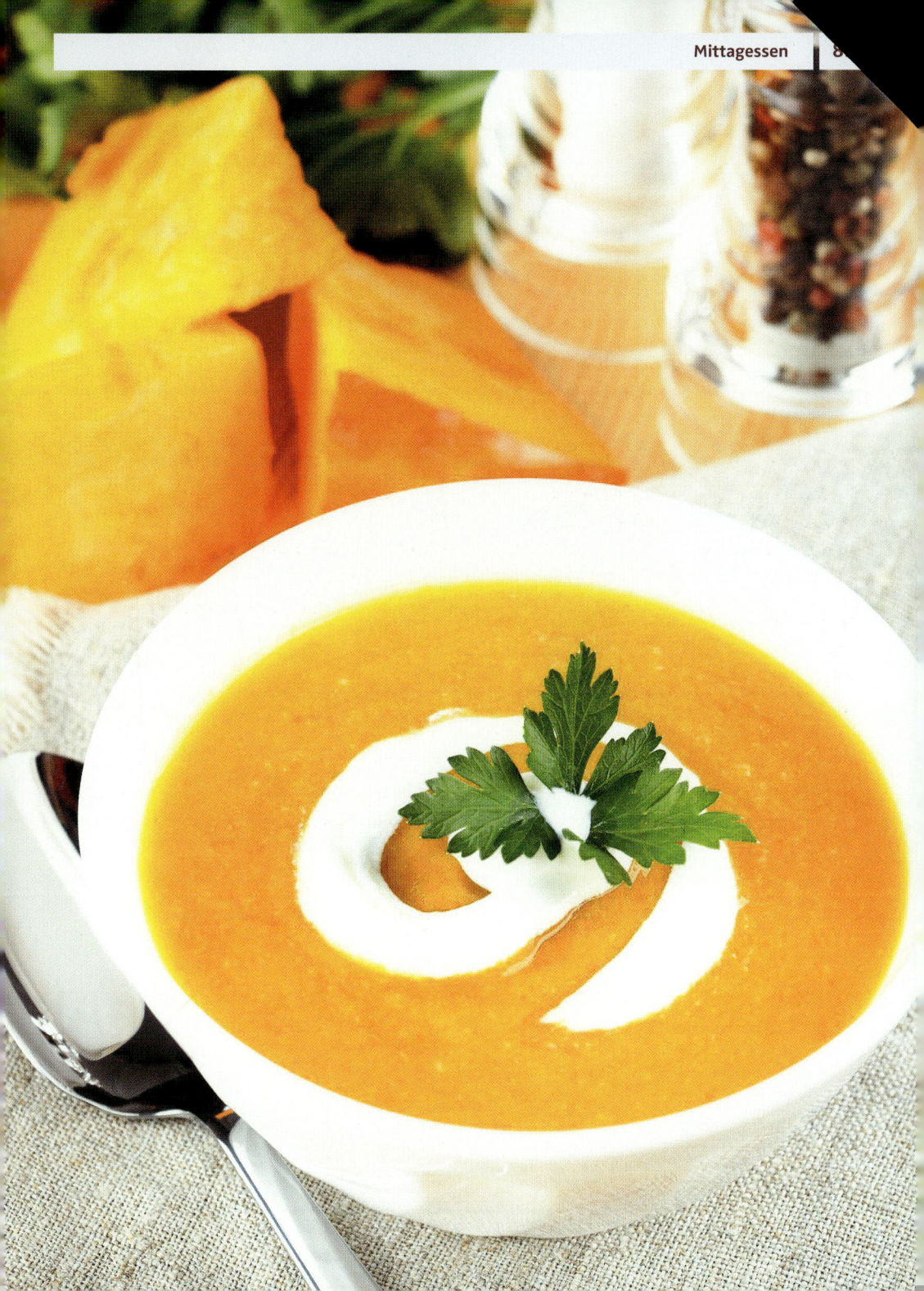

Bunter Tomatentopf

Mit Schinken und Croûtons

Zubereitungszeit: 10 Minuten
Garzeit: ca. 25 Minuten

Eine Portion enthält:

277 kcal/1159 kJ	5 g Ballaststoffe
9 g Eiweiß	1,8 g Laktose
18 g Fett	3 g Fruktose
19 g Kohlenhydrate	

Zutaten für 2 Portionen

1 Karotte

1 EL Olivenöl

1 TL Zucker

½ Dose geschälte Tomaten (425 g EW)

100 ml Gemüsebrühe

etwas Salz

1 Scheibe gekochter Schinken (ca. 30 g)

2 Stiele Petersilie

50 ml Milch

25 ml Schlagsahne

1 Scheibe Vollkorntoastbrot

1 TL Butter

Zubereitung

1 Die Karotte waschen, schälen und grob raspeln. Das Öl in einem Topf erhitzen, Karottenraspel darin andünsten. Den Zucker zugeben und kurz mitdünsten.

2 Mit den geschälten Tomaten und der Gemüsebrühe ablöschen und salzen. Zugedeckt aufkochen und bei schwacher Hitze 15 Minuten kochen lassen. Den Schinken würfeln.

3 Die Petersilie waschen, trocknen, die Blättchen abzupfen und grob hacken.

4 Die Suppe pürieren, Milch und Schlagsahne zugeben, nochmals aufkochen und abschmecken.

5 Das Toastbrot in Würfel schneiden, die Butter in einer beschichteten Pfanne erhitzen und die Toastwürfel darin knusprig anbraten.

6 Die Suppe mit Schinken, Petersilie und Croûtons bestreuen und servieren.

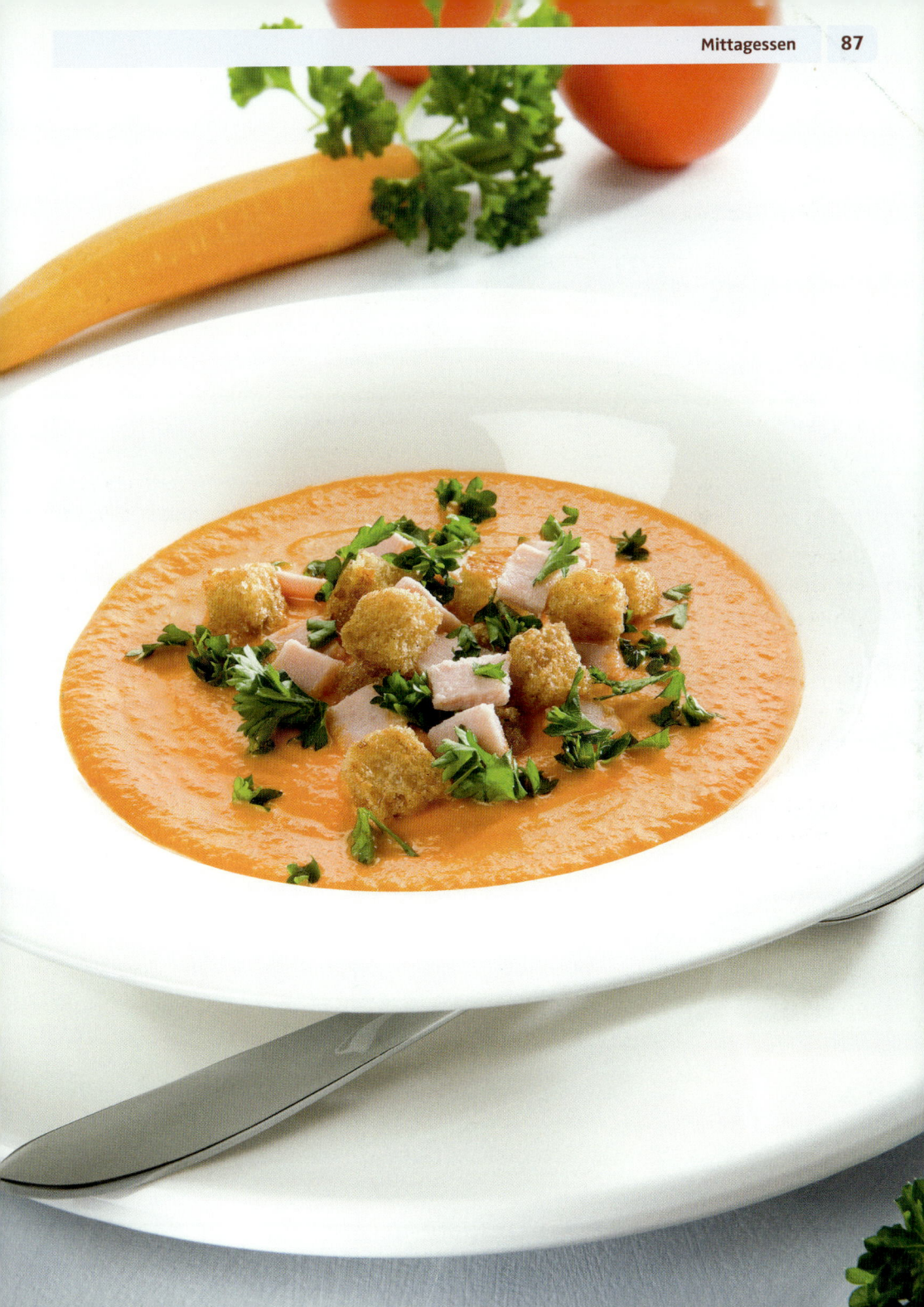

Hähnchenbrust mit Dillkarotten

Gelingt leicht

Zubereitungszeit: 15 Minuten
Garzeit: ca. 20 Minuten

Eine Portion enthält:

344 kcal/1438 kJ	8 g Ballaststoffe
32 g Eiweiß	0 g Laktose
16 g Fett	3,3 g Fruktose
17 g Kohlenhydrate	

Zutaten für 2 Portionen

400 g schlanke Karotten
1 kleines Bund Dill
1 Zwiebel
2 Hähnchenbrustfilets (à 120 g)
etwas Salz
1 EL Rapsöl
1 EL Butter
2 TL Zucker
150 ml Gemüsefond
1–2 TL Zitronensaft

Zubereitung

1 Die Karotten waschen, putzen und schälen. Den Dill waschen, trocknen, abzupfen und fein hacken. Die Zwiebel schälen und fein würfeln.

2 Die Hähnchenbrustfilets mit Salz würzen. Das Öl in einer beschichteten Pfanne erhitzen und die Hähnchenbrustfilets darin von beiden Seiten anbraten, herausnehmen.

3 Die Butter in die Pfanne geben. Karotten, Zwiebel und Zucker kurz andünsten. Mit dem Gemüsefond ablöschen und salzen.

4 Die Hähnchenbrustfilets daraufsetzen und zugedeckt bei mittlerer Hitze 15 Minuten garen; die Filets nach 7 Minuten wenden. Dann in der Hälfte des Dills wälzen und in Folie gewickelt einige Minuten ruhen lassen. Den restlichen Dill und Zitronensaft unter die Karotten heben, eventuell nachwürzen. Mit dem Fleisch servieren.

TIPP

Testen Sie vorsichtig aus, ob Sie Zwiebeln vertragen. Bei einer Unverträglichkeit streichen Sie sie aus der Zutatenliste.

Exotische Karotten-Kartoffel-Suppe

Mit Kokosmilch

**Zubereitungszeit: ca. 15 Minuten
Garzeit: ca. 25 Minuten**

Eine Portion enthält:

229 kcal/959 kJ	7 g Ballaststoffe
8 g Eiweiß	0 g Laktose
9 g Fett	2,5 g Fruktose
28 g Kohlenhydrate	

Zutaten für 2 Portionen

2 Karotten

1 Kartoffel

1 Stück Ingwer (ca. 20 g)

1 EL Rapsöl

1 EL Ahornsirup

500 ml Gemüsebrühe

50 ml Kokosmilch

1 EL Limettensaft

etwas Salz

1 EL Sojasauce

Zubereitung

1 Die Karotten und Kartoffel waschen, schälen und in grobe Würfel schneiden. Den Ingwer schälen und in feine Würfel schneiden. Das Öl in einem mittleren Topf erhitzen, die Karottenwürfel zugeben und andünsten. Mit Ahornsirup ablöschen und etwas karamellisieren lassen.

2 Die Kartoffelwürfel dazugeben und mit der Gemüsebrühe ablöschen. Den Ingwer dazugeben und das Gemüse in ca. 20 Minuten weich kochen. Die Suppe mit einem Pürierstab glatt mixen.

3 Die Kokosmilch unterrühren und die Suppe mit Limettensaft, Salz und Sojauce abschmecken.

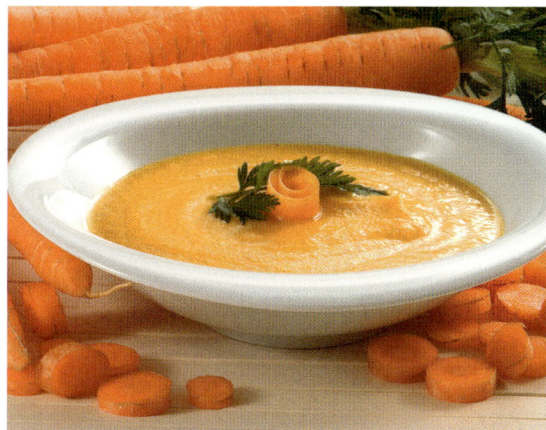

Putengeschnetzeltes mit Champignons

Mit cremiger Sauce

Zubereitungszeit: 15 Minuten
Garzeit: ca. 15 Minuten

Eine Portion enthält:

346 kcal/1445 kJ	2 g Ballaststoffe
38 g Eiweiß	3,1 g Laktose
16 g Fett	0,1 g Fruktose
11 g Kohlenhydrate	

Zutaten für 2 Portionen

2 Portionen Putenfleisch (ca. 250 g)

150 g Champignons

1 EL Rapsöl

2 EL Weizenmehl, Typ 550

1 Glas Geflügelfond (ca. 100 ml)

1 kleines Glas Milch, 1,5 % Fett (50 ml)

2 EL Frischkäse, fettreduziert

etwas Salz

1 TL gehackte Petersilie

Zubereitung

1 Das Putenfleisch kurz unter fließend kaltem Wasser abspülen und gut abtrocknen. In schmale Streifen schneiden. Die Pilze mit einem Küchenkrepp sauber abreiben, die Stiele etwas abschneiden und die Pilze in schmale Scheiben schneiden.

2 Die Hälfte des Öls in einer beschichteten Pfanne erhitzen und die Fleischstreifen darin knusprig anbraten. Das Fleisch herausnehmen und beiseite stellen.

3 Restliches Öl in die Pfanne geben und die Pilze darin anbraten, das Fleisch wieder in die Pfanne zurückgeben und alles gut vermengen. Mehl darüberstäuben, kurz andünsten, mit Geflügelfond ablöschen und unter Rühren aufkochen lassen. Milch und Frischkäse zugeben und ca. 5–8 Minuten cremig einkochen lassen. Mit Salz und Petersilie würzen und servieren.

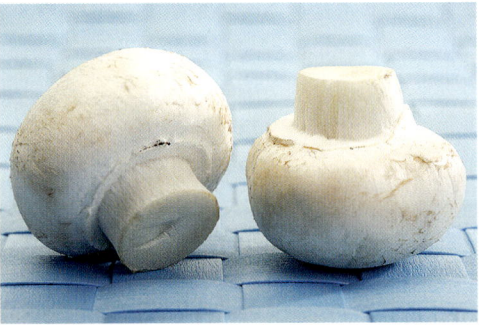

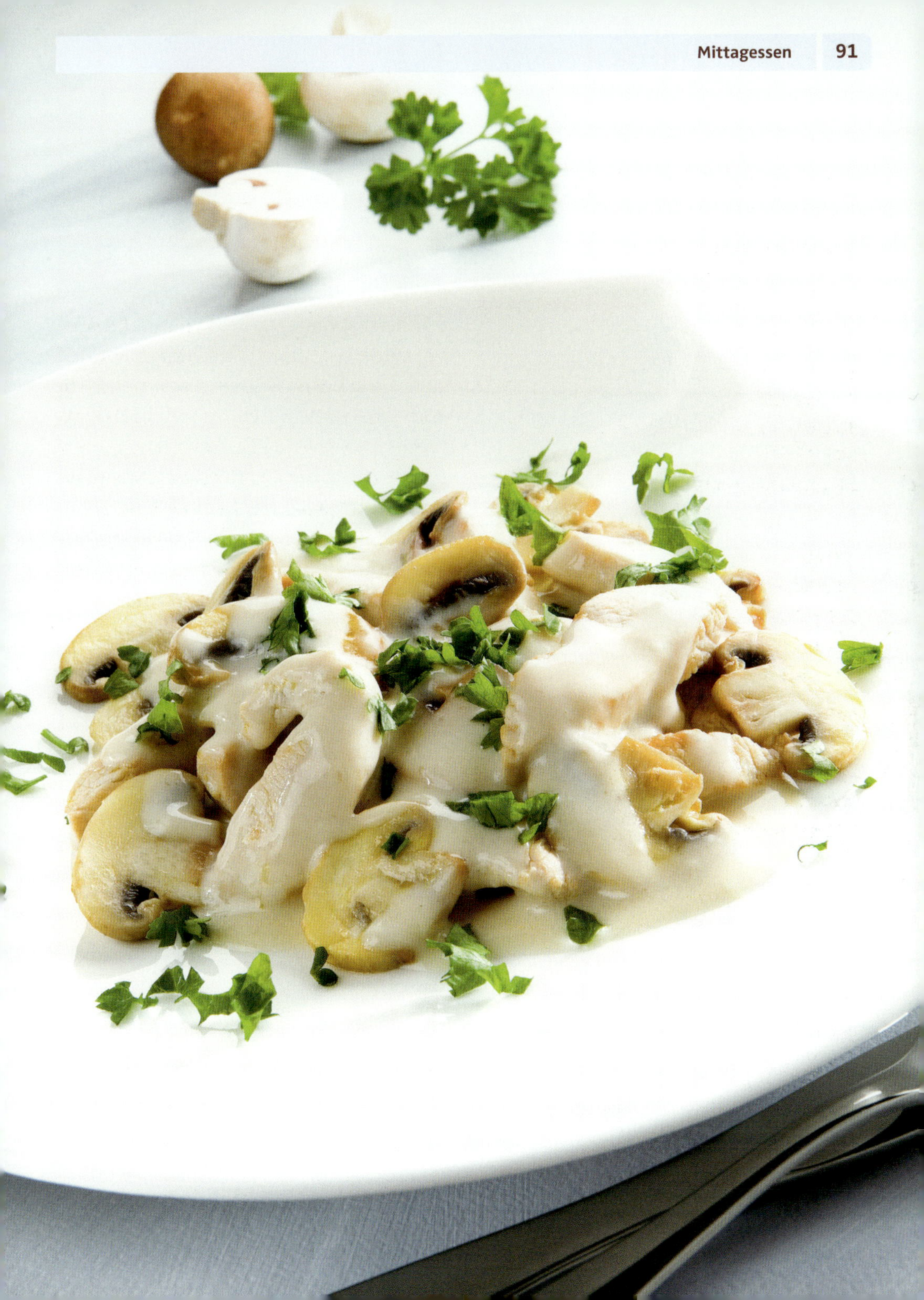

Bolognese „Asia"

Mit Ingwer und Bambussprossen

Zubereitungszeit: ca. 15 Minuten
Garzeit: ca. 15 Minuten

Eine Portion enthält:

693 kcal/2895 kJ	13 g Ballaststoffe
38 g Eiweiß	0 g Laktose
22 g Fett	3,5 g Fruktose
83 g Kohlenhydrate	

Zutaten für 2 Portionen

2 Karotten

4 geh. EL Bambussprossen (Dose)

1 Stück frischer Ingwer (ca. 20 g)

200 g asiatische Bandnudeln

etwas Salz

1 EL Sojaöl

150 g gemischtes Hackfleisch

2 ½ EL helle Sojasauce

200 ml passierte Tomaten (Dose)

1 Prise Zucker

1 EL Zitronensaft

4 Stiele Koriandergrün

Zubereitung

1   Die Karotten waschen, schälen und in dünne Streifen schneiden. Die Sprossen gut abtropfen lassen. Den Ingwer schälen und fein hacken. Die Asia-Nudeln in reichlich kochendem Salzwasser nach Packungsanweisung garen.

2   Die Hälfte des Öls in einem Wok (oder einer Pfanne) erhitzen und das Hackfleisch 5 Minuten darin anbraten. Mit ½ EL Sojasauce würzen und herausnehmen. Restliches Öl in den Wok geben und Karotten, Ingwer und Sojasprossen 4 Minuten darin braten.

3   Tomaten, restliche Sojasauce und 50 ml Wasser zugießen und aufkochen. Das Fleisch untermischen und alles mit 1 Prise Zucker und einigen Spritzern Zitronensaft abschmecken.

4   Das Koriandergrün waschen, trocknen und die Blätter abzupfen.

5   Die abgetropften Nudeln unter die Bolognese mischen und mit den Korianderblättern bestreut servieren.

Hackauflauf mit Karotten

Geht schnell, gelingt leicht

Zubereitungszeit: 15 Minuten
Quellzeit: 10 Minuten
Garzeit: ca. 30 Minuten

Eine Portion enthält:

512 kcal/2139 kJ	6 g Ballaststoffe
46 g Eiweiß	0 g Laktose
26 g Fett	1,4 g Fruktose
24 g Kohlenhydrate	

Zutaten für 2 Portionen

1 Vollkornbrötchen (ca. 80 g)

2 Eier

1 Karotte

1 kleine Zwiebel

1 kleine Knoblauchzehe

250 g gemischtes Hackfleisch *Rind*

2 EL gehackte glatte Petersilie

etwas Salz

1 EL Rapsöl

Zubereitung

1 Das Brötchen in dünne Scheiben schneiden und in eine Schüssel geben. Die Eier verquirlen und über den Brötchen verteilen. 10 Minuten ziehen lassen.

2 Den Backofen auf 200 °C (Ober- und Unterhitze) vorheizen.

3 Die Karotte waschen, schälen und in dünne Scheiben hobeln. Zwiebel und Knoblauchzehe schälen und fein würfeln. Alles mit dem Hackfleisch und der gehackten Petersilie zu den Brötchen geben. Kräftig mit Salz würzen und gleichmäßig durchmischen.

4 Eine feuerfeste Form mit dem Öl einpinseln, den Fleischteig hineingeben und im heißen Ofen 30 Minuten backen.

TIPP

Testen Sie vorsichtig aus, ob Sie Zwiebeln und Knoblauch vertragen. Bei einer Unverträglichkeit streichen Sie beides aus der Zutatenliste.

Gefüllte Rindermedaillons

Ideal für die Grillsaison

Zubereitungszeit: 20 Minuten
Garzeit: 8–10 Minuten

Eine Portion enthält:

232 kcal/969 kJ	0 g Ballaststoffe
35 g Eiweiß	0 g Laktose
10 g Fett	0,4 g Fruktose
1 g Kohlenhydrate	

Zutaten für 2 Portionen

30 g getrocknete Tomaten (in Öl)

1 kleine Knoblauchzehe

½ Bund Basilikum

4 kleine Rindermedaillons (à 60 g)

etwas Salz

2 Handvoll Cocktailtomaten

½ TL Olivenöl

TIPP

Testen Sie die vorsichtig aus, ob Sie Knoblauch vertragen. Bei einer Unverträglichkeit streichen Sie ihn aus der Zutatenliste und verwenden stattdessen etwas Schafskäse. Falls Sie das Fleisch in der Pfanne braten möchten, erhitzen Sie 1 EL Olivenöl in einer beschichteten Pfanne und geben die Medaillons in das heiße Öl. Braten Sie jede Seite 3–4 Minuten. Die Cocktailtomaten lassen sich ebenfalls in der Pfanne braten: Geben Sie die Tomaten ungefähr 2 Minuten vor Ende der Garzeit zum Fleisch in die Pfanne.

Zubereitung

1 Die Tomaten abtropfen lassen und klein schneiden. Die Knoblauchzehe schälen und mit 1 EL Wasser pürieren. Das Basilikum waschen, trocknen, die Blättchen abzupfen, fein schneiden und untermischen. Die Paste in einen Spritzbeutel geben.

2 Die Rindermedaillons salzen. In jedes Medaillon einen kleinen Schnitt machen und diesen mit dem Stiel eines Teelöffels vergrößern. Die Tomatenpaste hineinfüllen und jedes Medaillon mit einem Holzstäbchen verschließen.

3 Auf dem heißen Grill je nach gewünschter Garstufe 2–4 Minuten auf jeder Seite grillen, salzen. Die Cocktailtomaten mit etwas Olivenöl beträufeln und ebenfalls grillen.

4 Die Medaillons zusammen mit den Cocktailtomaten servieren.

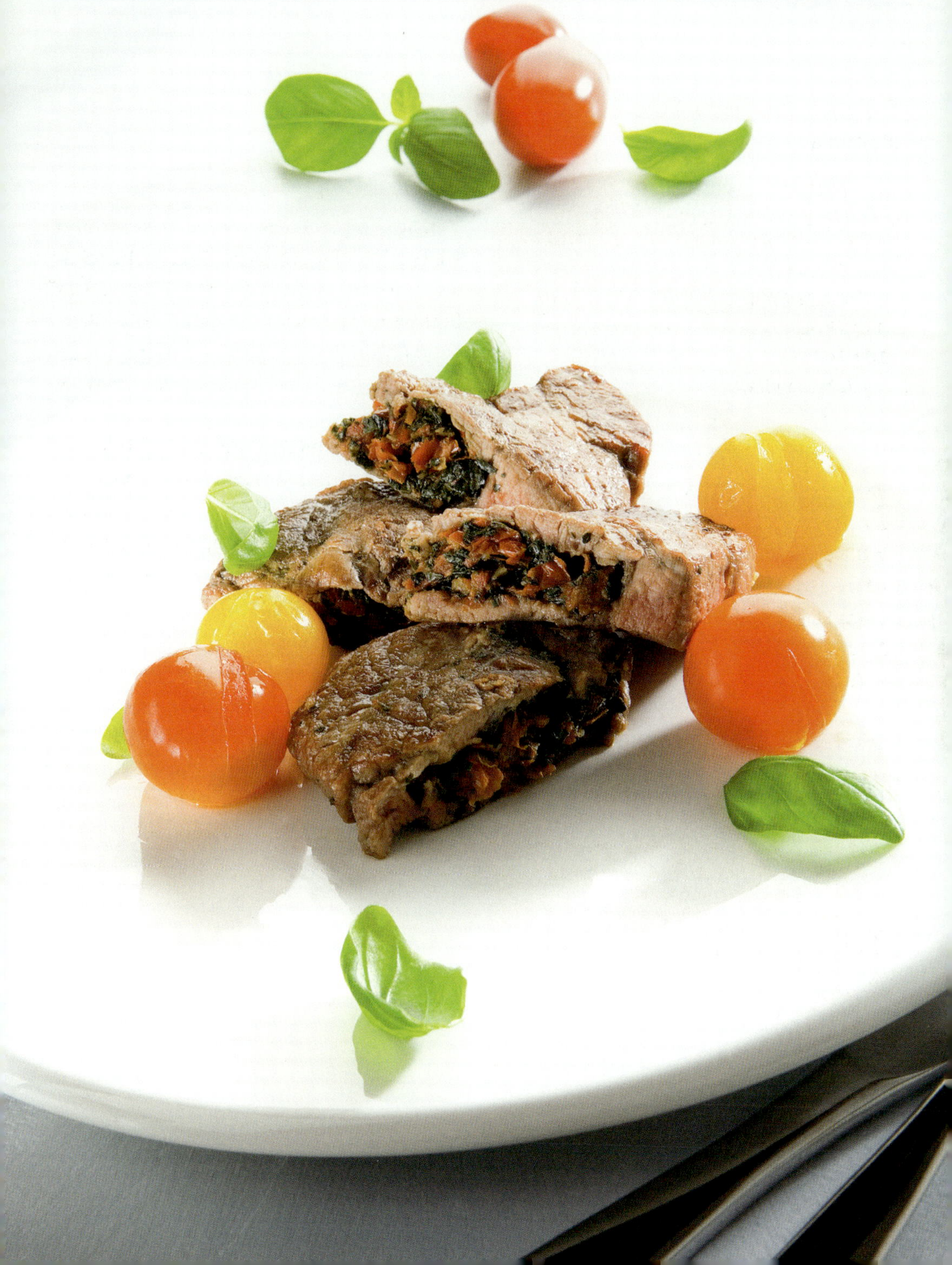

Schweinefilet mit Rosmarin

Mit mediterranem Touch

Zubereitungszeit: 10 Minuten
Garzeit: ca. 15 Minuten

Eine Portion enthält:

355 kcal/1445 kJ	0 g Ballaststoffe
31 g Eiweiß	0 g Laktose
25 g Fett	0,2 g Fruktose
2 g Kohlenhydrate	

Zutaten für 2 Portionen

1 Knoblauchzehe

2 EL Olivenöl

6 Schweinemedaillons (à 70 g)

4 Zweige Rosmarin

etwas Salz

150 ml Fleischbrühe

3-4 EL Balsamicoessig

½ TL Speisestärke

Zubereitung

1 Die Knoblauchzehe schälen, in feine Würfel schneiden und mit 1 EL Öl verrühren. Das Fleisch trocken tupfen und rundherum mit dem Knoblauchöl bestreichen. Die Rosmarinnadeln abzupfen, dabei die Nadeln im oberen Drittel stehen lassen. Die Zweige durch die Medaillons stechen, die abgezupften Nadeln hacken.

2 Restliches Öl in einer beschichteten Pfanne erhitzen, die Medaillons rundherum salzen und auf jeder Seite 3 Minuten braten, dann mit dem gehackten Rosmarin bestreuen. Das Fleisch aus der Pfanne nehmen und warm stellen.

3 Den Bratensatz mit Brühe ablöschen und bei starker Hitze auf die Hälfte einkochen lassen. Mit Essig und Salz abschmecken. Die Stärke mit etwas kaltem Wasser anrühren, in die kochende Flüssigkeit einrühren, 1 Minute köcheln lassen. Die Sauce zum Fleisch servieren.

TIPP

Testen Sie vorsichtig aus, ob Sie Knoblauch vertragen. Bei einer Unverträglichkeit streichen Sie ihn aus der Zutatenliste und verwenden zum Aromatisieren des Öls einige gehackte Rosmarinnadeln.

Fischfilet mit Spinat

Exotisch mit Kokosmilch

**Zubereitungszeit: 20 Minuten
Garzeit: ca. 10 Minuten**

Eine Portion enthält:

206 kcal/860 kJ	6 g Ballaststoffe
36 g Eiweiß	0 g Laktose
2 g Fett	0,9 g Fruktose
8 g Kohlenhydrate	

Zutaten für 2 Portionen

400 g Blattspinat

1 Bio-Limette

300 g Fischfilet, z. B. Kabeljau (TK, aufgetaut)

1 Zwiebel

1 Knoblauchzehe

1 Pck. Kokosmilch (200 ml)

etwas Salz und Muskatnuss

Zubereitung

1 Den Spinat verlesen, waschen und trocken schleudern. Die Limette heiß waschen, trocknen und ½ TL Schale fein abreiben. Die Limette halbieren, aus einer Hälfte 1 EL Saft auspressen. Von der anderen Hälfte 4 dünne Scheiben abschneiden. Den Fisch mit Limettensaft beträufeln und mit Limettenschale bestreuen.

2 Zwiebel und Knoblauch schälen und fein würfeln. Mit Kokosmilch in einem großen Topf mischen und aufkochen lassen. Den Spinat zugeben und zugedeckt bei starker Hitze zusammenfallen lassen. Mit Salz und Muskatnuss würzen.

3 Den Fisch rundum salzen und mit den Limettenscheiben belegen. Die Filets auf den Spinat legen und zugedeckt bei milder Hitze 5 Minuten gar ziehen lassen.

TIPP

Testen Sie vorsichtig aus, ob Sie Zwiebeln und Knoblauch vertragen. Bei einer Unverträglichkeit streichen Sie beides aus der Zutatenliste. Dazu passt unser aromatischer Safran-Duftreis (Rezept siehe Seite 100).

Scholle mit Kräuterhaube

Gelingt leicht

Zubereitungszeit: 15 Minuten
Garzeit: ca. 15 Minuten

Eine Portion enthält:

334 kcal/1398 kJ	1 g Ballaststoffe
43 g Eiweiß	0,1 g Laktose
13 g Fett	1,2 g Fruktose
10 g Kohlenhydrate	

Zutaten für 2 Portionen

5 Zweige Basilikum

5 Zweige Petersilie

1 geh. EL weiche Butter

1 EL Semmelbrösel

etwas Salz

10 Cocktailtomaten

6 Schollenfilets (ohne Haut, à 80 g)

2 EL Zitronensaft

Zubereitung

1 Den Backofen auf 225 °C (Ober- und Unterhitze) vorheizen. Die Kräuter waschen, trocknen, die Blättchen abzupfen und hacken. Die Kräuter mit einer Gabel mit der Butter, den Semmelbröseln und etwas Salz vermengen.

2 Die Tomaten waschen, trocknen und die Stiele abzupfen.

3 Den Fisch mit Zitronensaft und Salz würzen. Die Kräuterpaste daraufstreichen und die Filets mit den Tomaten in eine ofenfeste Form setzen. Im heißen Backofen ca. 15 Minuten backen.

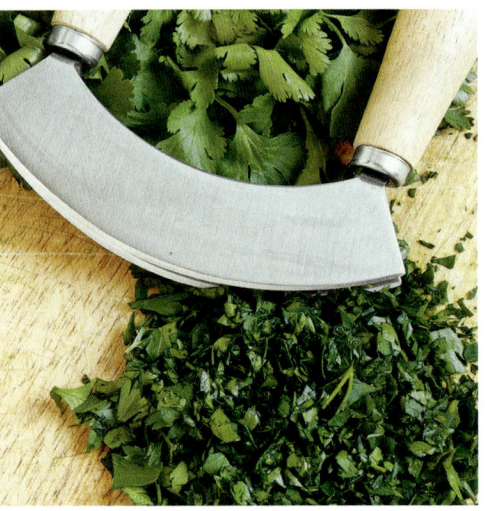

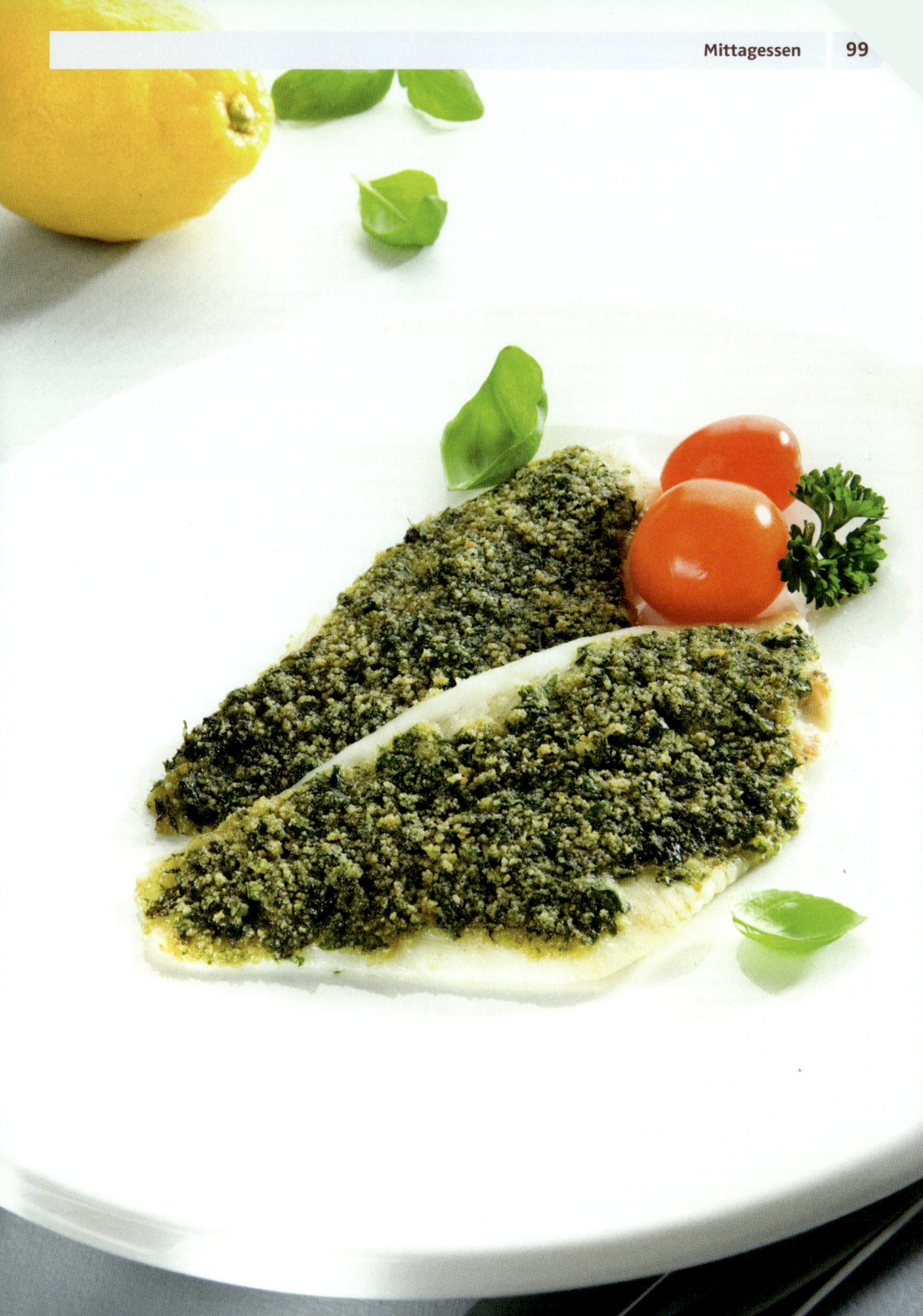

Safran-Duftreis

Passt perfekt zu Fischgerichten

Zubereitungszeit: 5 Minuten
Garzeit: ca. 40–50 Minuten

Eine Portion enthält:

210 kcal/879 kJ	1 g Ballaststoffe
4 g Eiweiß	0 g Laktose
1 g Fett	0 g Fruktose
46 g Kohlenhydrate	

Zutaten für 2 Portionen

60 g Vollkorn-Basmatireis
1 kleines Lorbeerblatt
etwas Salz
60 g Jasminreis
½ Döschen Safranfäden

Zubereitung

1 Den Vollkornreis und das Lorbeerblatt in 120 ml Salzwasser nach Packungsanleitung (40 bis 50 Minuten) garen. 20 Minuten vor Ende der Garzeit den Jasminreis zugeben, bei Bedarf noch Flüssigkeit zugießen.

2 Am Ende der Garzeit das Lorbeerblatt entfernen und die Safranfäden unter den Reis mengen.

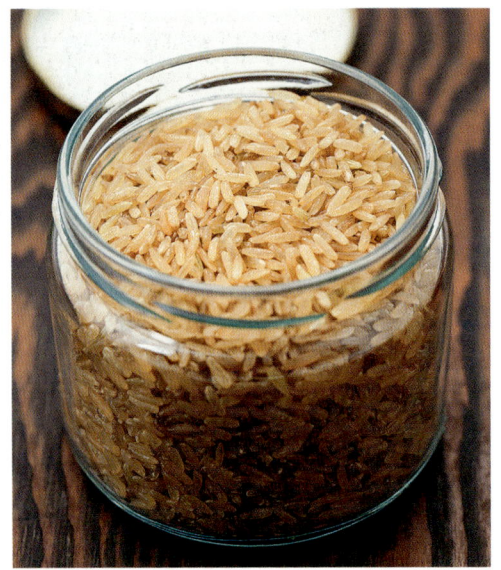

TIPP

Durch die 2:1-Garmethode gehen keine wertvollen Inhaltsstoffe durch die Kochflüssigkeit verloren, da der Reis das Wasser am Ende der Garzeit komplett aufgenommen hat. Dieses Rezept ist für eine langsame Steigerung der Ballaststoffzufuhr geeignet. Bei guter Verträglichkeit können Sie den Safranreis auch komplett aus Vollkornreis herstellen.

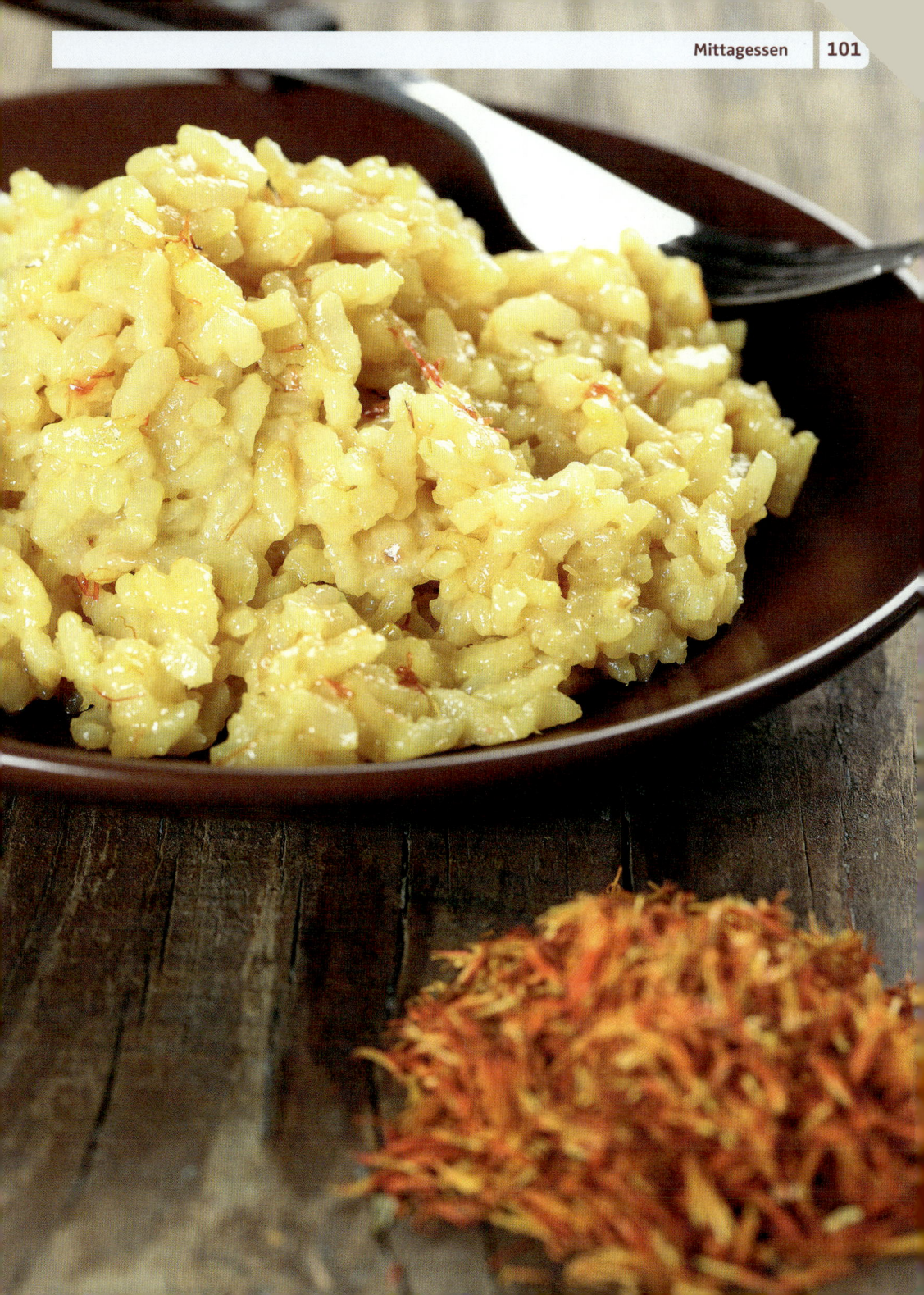

Kartoffel-Pastinaken-Püree

Lecker zu Fleisch- und Fischgerichten

Zubereitungszeit: 15 Minuten
Garzeit: ca. 20 Minuten

Eine Portion enthält:

229 kcal/958 kJ	7 g Ballaststoffe
7 g Eiweiß	5 g Laktose
10 g Fett	0,3 g Fruktose
25 g Kohlenhydrate	

Zutaten für 2 Portionen

4 eigroße Kartoffeln

2 Pastinaken (ca. 200 g)

150 ml Milch, 1,5 % Fett

1 EL Butter

etwas Salz und Muskatnuss

Zubereitung

1 Kartoffeln und Pastinaken waschen, schälen und in gleich große Würfel schneiden. In einen Topf geben und mit der Hälfte der Milch unter häufigem Rühren zum Kochen bringen. Bei Bedarf noch Wasser zufügen. Bei mittlerer Hitze ca. 20 Minuten kochen lassen.

2 Kartoffeln und Pastinaken durch eine Kartoffelpresse drücken und mit der restlichen lauwarmen Milch und der Butter glatt rühren. Mit Salz und Muskatnuss würzen und gleich servieren.

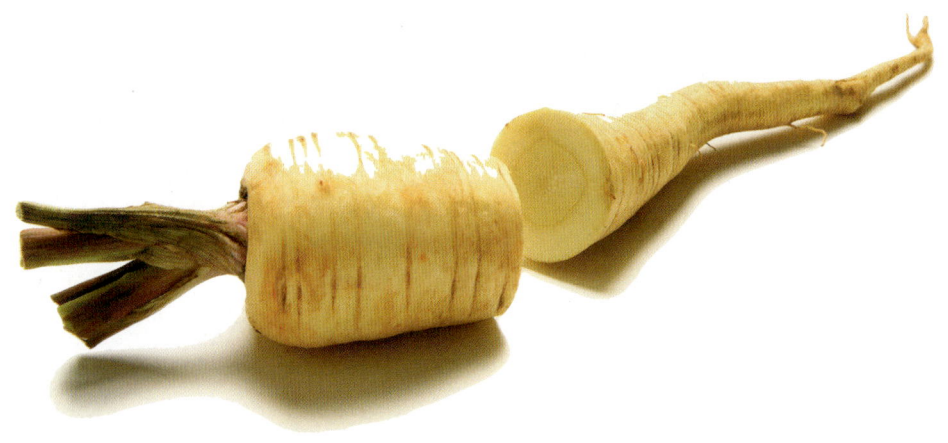

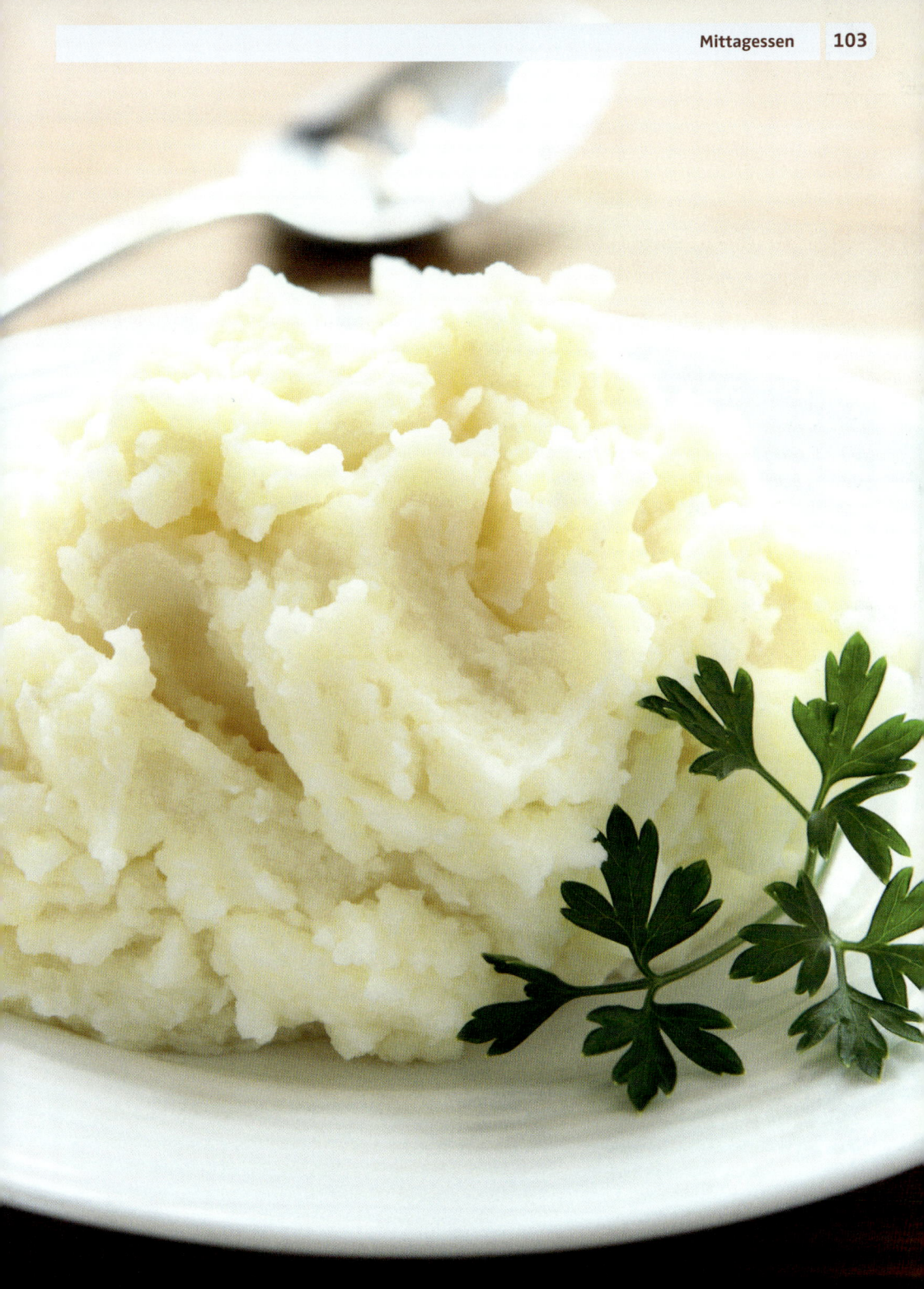

Risotto „Italia"

Der Klassiker aus Italien

Zubereitungszeit: 10 Minuten
Garzeit: ca. 30 Minuten

Eine Portion enthält:

524 kcal/2188 kJ	5 g Ballaststoffe
18 g Eiweiß	0 g Laktose
13 g Fett	2,3 g Fruktose
82 g Kohlenhydrate	

Zutaten für 2 Portionen

1 Zucchini (ca. 400 g)

700 ml Gemüsebrühe

1 Zwiebel

1 EL Olivenöl

1 Knoblauchzehe

180 g Risottoreis (z. B. Arborio)

3 EL frisch geriebener Parmesan

etwas Salz

Zubereitung

1   Die Zucchini waschen, putzen und in 1 cm große Würfel schneiden. Die Gemüsebrühe aufkochen. Zwiebel und Knoblauch schälen und fein würfeln.

2   Das Öl in einem mittelgroßen Topf erhitzen, Zwiebeln, Knoblauch und Zucchini darin andünsten. Die Hälfte des Gemüses herausheben und beiseite stellen. Den Risottoreis zugeben und kurz mitdünsten. Ein Drittel der Brühe zugeben und einkochen lassen. Ein weiteres Drittel der Brühe zum Reis gießen und offen bei milder Hitze 20–25 Minuten garen, bis er bissfest ist. Dabei immer wieder umrühren und nach und nach die restliche Brühe zugießen.

3   Parmesan und das restliche Gemüse unter den Risotto rühren und salzen.

TIPP

Testen Sie vorsichtig aus, ob Sie Zwiebeln und Knoblauch vertragen. Bei einer Unverträglichkeit streichen Sie beides aus der Zutatenliste.

Penne mit Karottensugo

Exotisch mit Ingwer und Kokosmilch

Zubereitungszeit: 15 Minuten
Garzeit: ca. 20 Minuten

Eine Portion enthält:

441 kcal/1845 kJ	16 g Ballaststoffe
15 g Eiweiß	0 g Laktose
11 g Fett	1,8 g Fruktose
70 g Kohlenhydrate	

Zutaten für 2 Portionen

200 g Karotten

1 kleine Zwiebel

1 kleine Knoblauchzehe

1 Stück frischer Ingwer (ca. 15 g)

1 EL Sonnenblumenöl

100 ml Kokosmilch

200 g Vollkornpenne

etwas Salz

1 Bio-Limette

8–10 Stiele Kerbel

TIPP

Testen Sie vorsichtig aus, ob Sie Zwiebeln und Knoblauch vertragen. Bei einer Unverträglichkeit streichen Sie beides aus der Zutatenliste.

Zubereitung

1 Die Karotten waschen, schälen und in 1 cm dicke Stücke schneiden. Zwiebel und Knoblauchzehe schälen und fein würfeln. Den Ingwer dünn schälen und fein hacken.

2 Das Öl in einem Topf erhitzen, die Zwiebelwürfel darin bei mittlerer Hitze glasig braten. Karotten, Ingwer und Knoblauch kurz mitbraten. Mit Kokosmilch ablöschen, zugedeckt aufkochen und bei milder Hitze 12–15 Minuten kochen, bis die Karotten weich sind.

3 Inzwischen die Nudeln in reichlich kochendem Salzwasser nach Packungsanweisung garen.

4 Die Limette heiß waschen, trocknen und 1 TL Schale fein abreiben, 1 EL Limettensaft auspressen. Den Kerbel waschen und die Blättchen hacken. Die Karottensauce mit ca. 100 ml Nudelwasser vermengen und fein pürieren. Mit Salz, Limettenschale und -saft abschmecken.

5 Die Nudeln abgießen, kurz abtropfen lassen. Mit der Sauce anrichten und mit den Kerbelblättchen bestreuen.

Rosmarinkartoffeln

Ein Genuss zu allen Fleischgerichten

**Zubereitungszeit: ca. 10 Minuten
Garzeit: ca. 30 Minuten**

Eine Portion enthält:

240 kcal/1005 kJ	6 g Ballaststoffe
5 g Eiweiß	0 g Laktose
8 g Fett	0,4 g Fruktose
35 g Kohlenhydrate	

Zutaten für 2 Portionen

6 eigroße Kartoffeln

4 Zweige Rosmarin

etwas Salz

1 EL Olivenöl

Zubereitung

1 Den Backofen auf 200 °C (Ober- und Unterhitze) vorheizen. Die Kartoffeln gründlich unter fließendem Wasser waschen, trocknen, halbieren und vierteln.

2 Den Rosmarin waschen, trocknen; die Nadeln von den Stielen streifen und grob hacken.

3 Kartoffeln und Rosmarin in eine Schüssel geben, Salz und Öl darübergeben und gründlich vermengen.

4 Auf ein Backblech geben und im heißen Backofen ca. 30 Minuten unter mehrmaligem Wenden knusprig braten.

KÜCHENTIPP

Wenn Sie die Kartoffeln mit einer Gemüsebürste schrubben, werden sie besonders gründlich von Schmutz und Erde befreit.

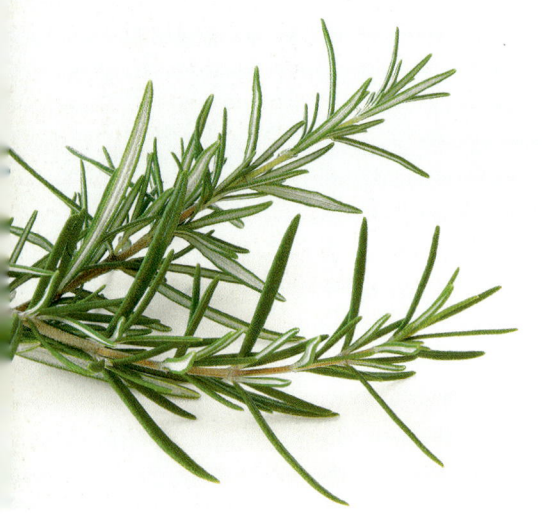

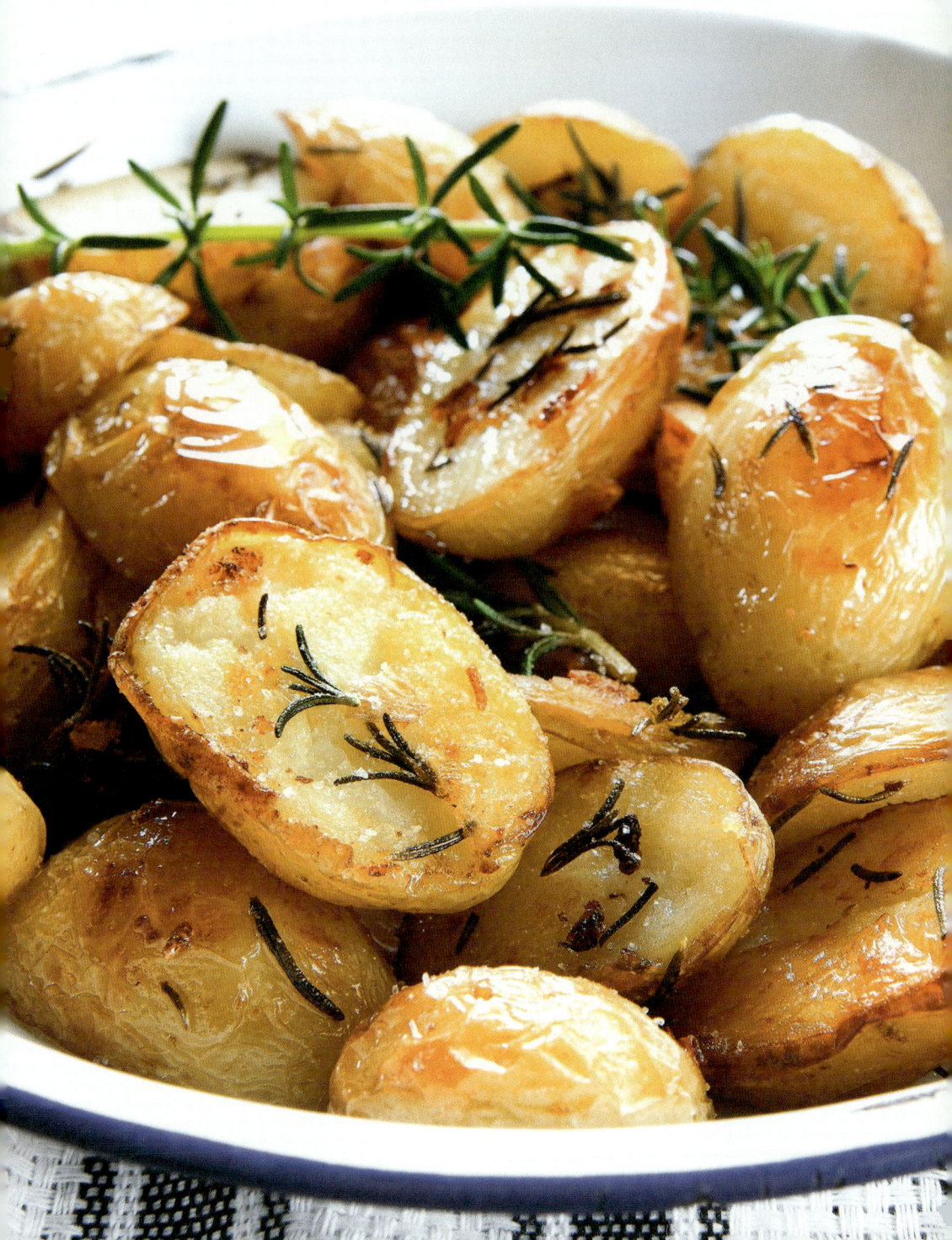

Kartoffel-Sellerie-Gratin

Als Hauptgericht oder Beilage

Zubereitungszeit: 20 Minuten
Garzeit: ca. 35 Minuten

Eine Portion enthält:

374 kcal/1562 kJ	8 g Ballaststoffe
18 g Eiweiß	3,3 g Laktose
20 g Fett	0,4 g Fruktose
29 g Kohlenhydrate	

Zutaten für 2 Portionen

4 eigroße Kartoffeln
1 Stück Knollensellerie
½ TL Butter
1 TL Thymianblättchen
1 kleines Glas Milch, 1,5 % Fett (100 ml)
50 g Schlagsahne
1 Ei
etwas Salz und Muskat
1 Stück Gouda, 45 % Fett i. Tr. (ca. 50 g)

Zubereitung

1 Die Kartoffeln gründlich waschen, schälen und auf einem Gemüsehobel in sehr dünne Scheiben hobeln. Das Selleriestück waschen, schälen, vierteln und ebenfalls in dünne Scheiben hobeln.

2 Den Backofen auf 200 °C (Ober- und Unterhitze) vorheizen. Eine feuerfeste Auflaufform dünn mit der Butter einpinseln und die Kartoffel- und Selleriescheiben fächerartig in der Form verteilen. Den Thymian darüberstreuen.

3 Milch und Sahne mit dem Ei verquirlen und mit Salz und Muskatnuss würzen. Die Eiermilch über das Gratin gießen. Den Käse grob reiben und das Gratin damit bestreuen. Im heißen Backofen ca. 35 Minuten garen.

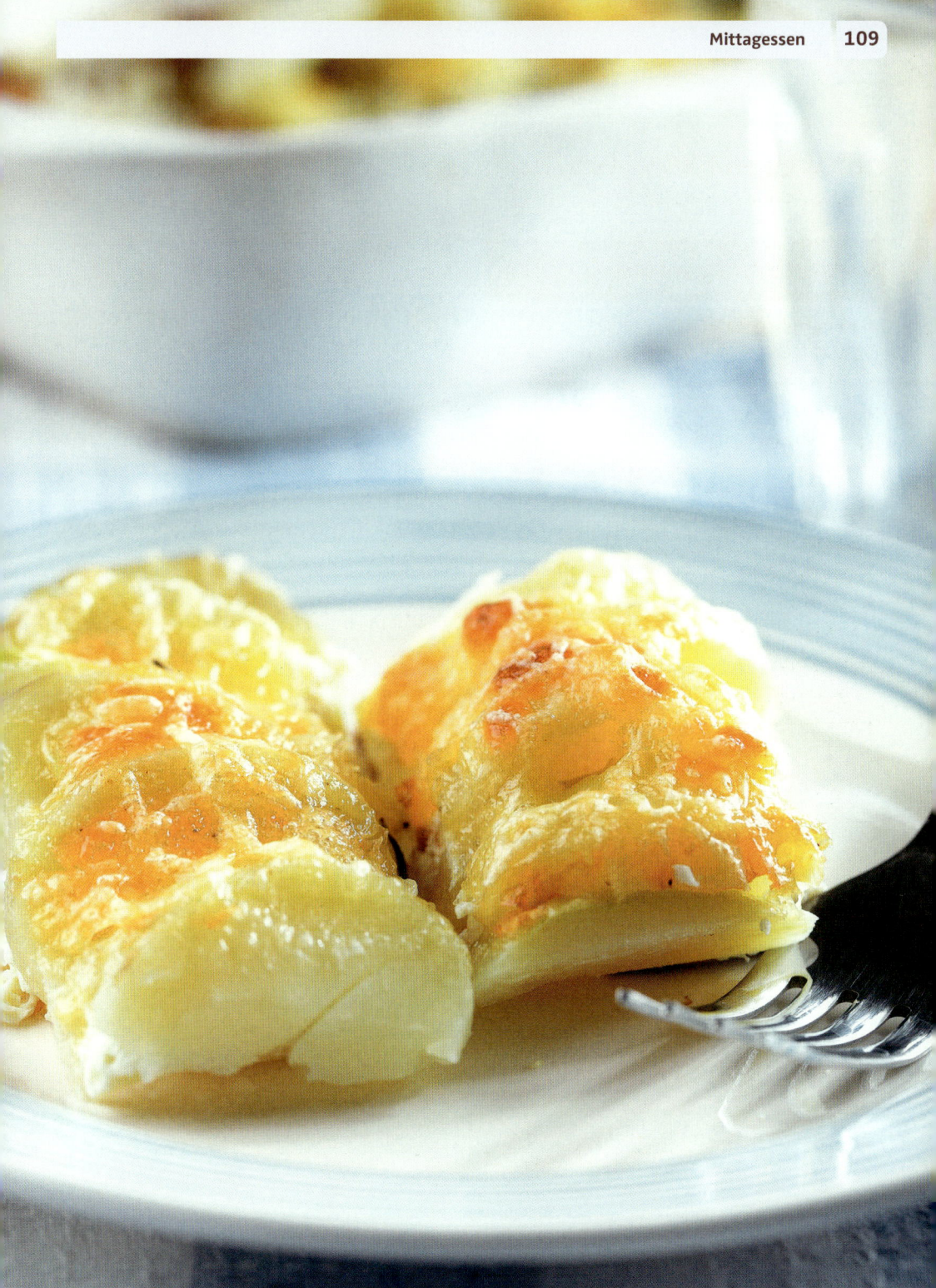

Quarkkartoffeln
Mit Bärlauch

**Zubereitungszeit: ca. 10 Minuten
Garzeit: ca. 20 Minuten**

Eine Portion enthält:

233 kcal/974 kJ	6 g Ballaststoffe
14 g Eiweiß	3,6 g Laktose
1 g Fett	0,8 g Fruktose
40 g Kohlenhydrate	

Zutaten für 2 Portionen

6 eigroße Kartoffeln

etwas Salz

4 geh. EL Magerquark

4 EL Buttermilch

½ kleines Bund Bärlauch (ca. 30 g)

Zubereitung

1 Die Kartoffeln gründlich unter fließendem Wasser waschen und in wenig Salzwasser ca. 20 Minuten weich kochen.

2 Aus Quark und Buttermilch mit einem Schneebesen eine cremige Masse rühren. Den Bärlauch waschen, verlesen, trocknen, in schmale Streifen schneiden und in den Quark geben. Den Bärlauchquark salzen und zu den abgeschreckten Kartoffeln servieren.

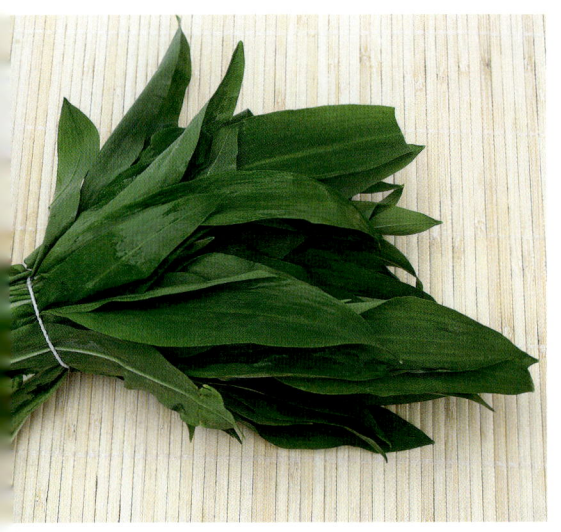

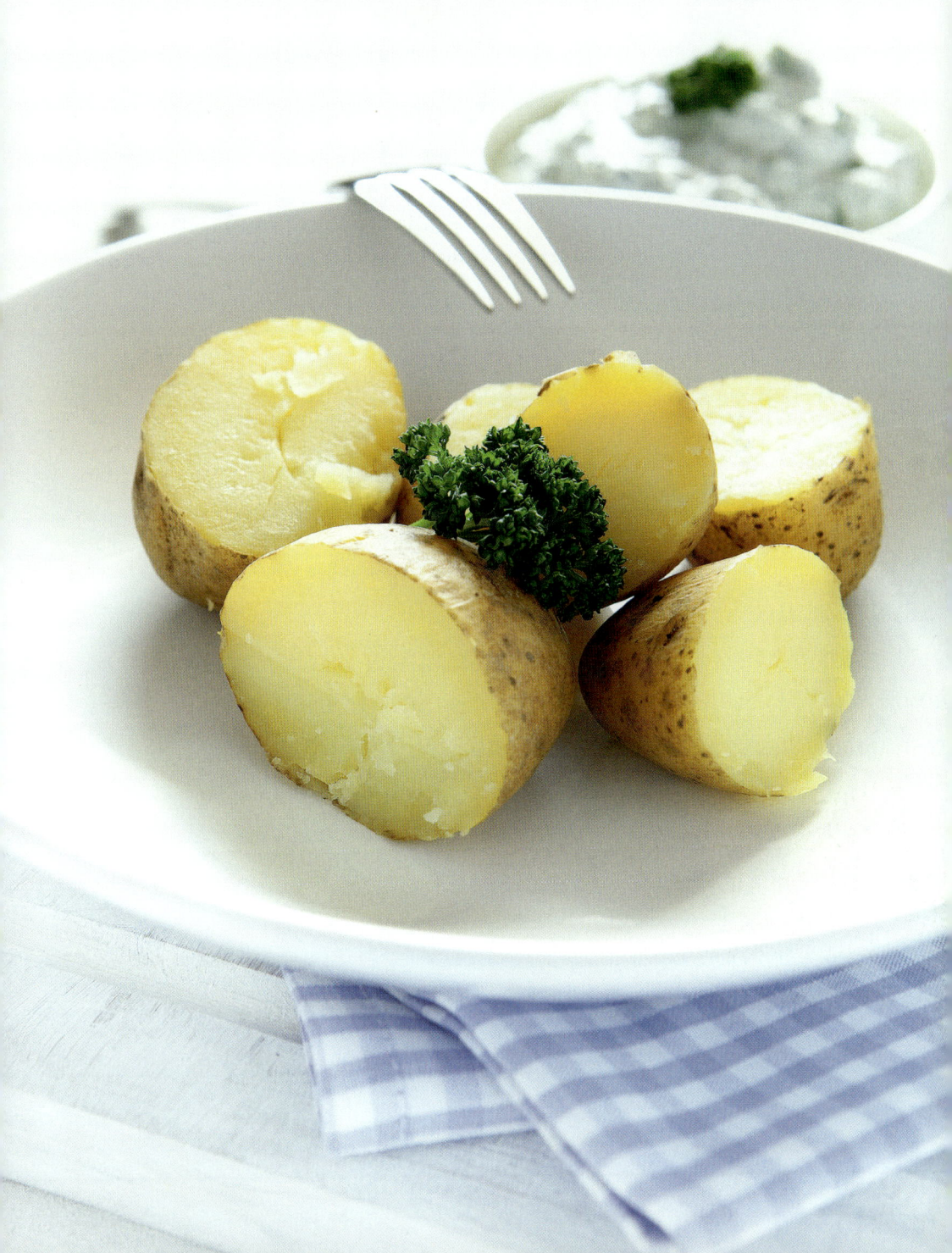

Spaghetti mit Gemüse-Hack-Sauce

Macht schön satt

Zubereitungszeit: 15 Minuten
Garzeit: ca. 25 Minuten

Eine Portion enthält:

623 kcal/2606 kJ	19 g Ballaststoffe
34 g Eiweiß	0 g Laktose
21 g Fett	5,1 g Fruktose
73 g Kohlenhydrate	

Zutaten für 2 Portionen

150 g Fenchel

1 Zwiebel

1 EL Olivenöl

100 g gemischtes Hackfleisch

2 EL Tomatenmark

1 TL Fenchelsaat

150 ml Fleischbrühe

1 Zucchini (ca. 200 g)

1 Dose stückige Tomaten (ca. 370 g EW)

200 g Vollkornspaghetti

etwas Salz

1 TL getr. Basilikum

TIPPS

Testen Sie vorsichtig aus, ob Sie Zwiebeln vertragen. Bei einer Unverträglichkeit streichen Sie sie aus der Zutatenliste.
Wenn Sie Ihre tägliche Ballaststoffmenge nur allmählich erhöhen möchten, nehmen Sie eine Hälfte Vollkorn- und eine Hälfte normale Spaghetti.

Zubereitung

1 Den Fenchel waschen, trocknen, halbieren und den Strunk keilförmig herausschneiden. Die Hälften quer in ½ cm dicke Streifen schneiden. Die Zwiebel schälen und würfeln.

2 Das Öl in einem Topf erhitzen und das Hackfleisch darin krümelig anbraten. Die Zwiebelwürfel zugeben und glasig dünsten. Tomatenmark zugeben und kurz mitbraten.

3 Fenchel und Fenchelsaat zugeben. Mit der Fleischbrühe ablöschen und zugedeckt aufkochen lassen. Bei milder Hitze 10 Minuten schmoren lassen.

4 Die Zucchini waschen, trocknen, putzen und in kleine Würfel schneiden. Mit den Tomaten zum Hackfleisch geben. Weitere 10 Minuten schmoren lassen.

5 Inzwischen die Spaghetti nach Packungsanweisung in reichlich kochendem Salzwasser garen. Die Sauce mit Salz und Basilikum abschmecken und mit den abgetropften Nudeln anrichten.

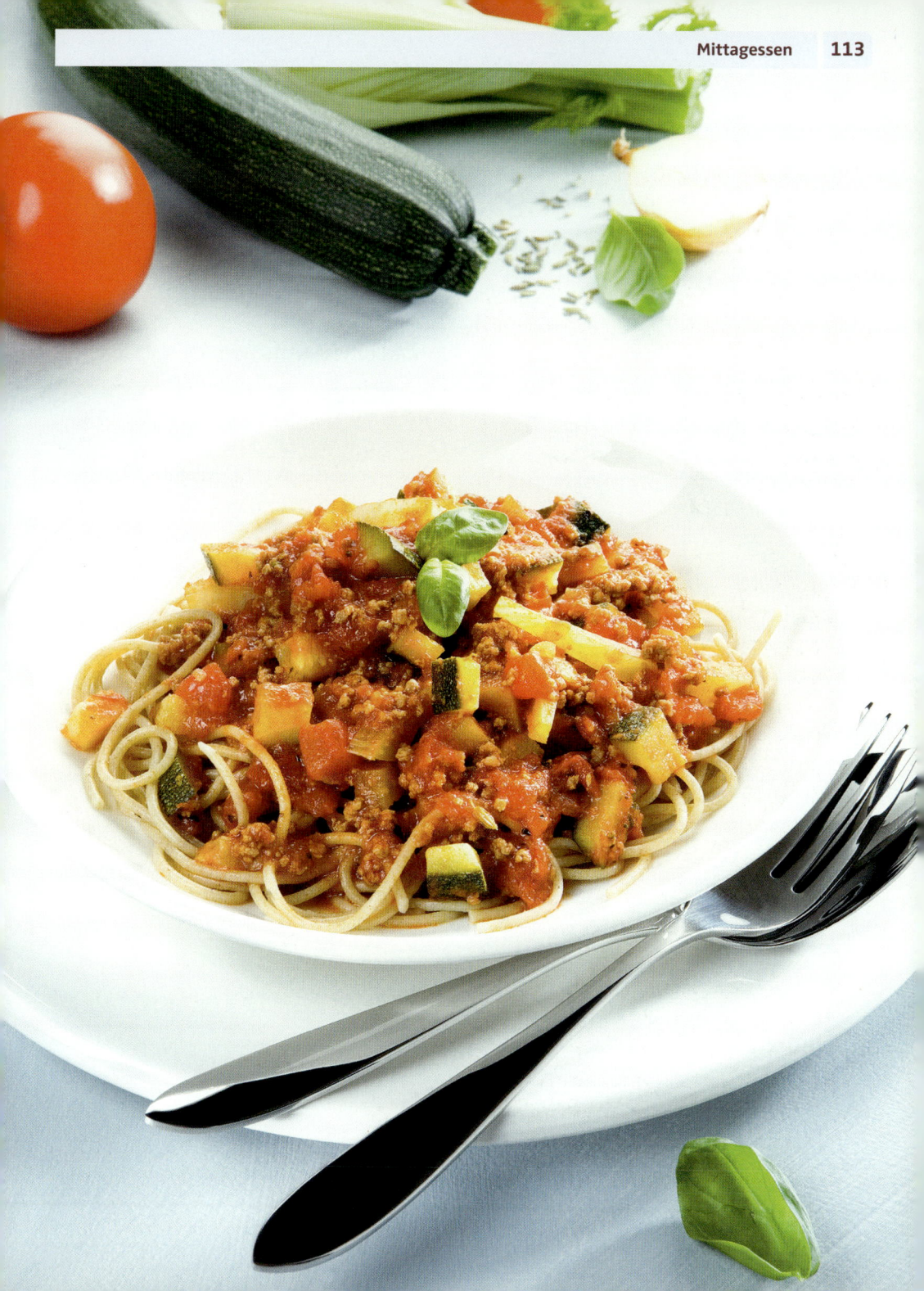

Couscous mit buntem Gemüse

Mit grünem Spargel und vielen frischen Kräutern

Zubereitungszeit: 15 Minuten
Garzeit: ca. 10 Minuten

Eine Portion enthält:

271 kcal/1134 kJ	5 g Ballaststoffe
12 g Eiweiß	1,2 g Laktose
4 g Fett	2,8 g Fruktose
47 g Kohlenhydrate	

Zutaten für 2 Portionen

250 g grüner Spargel

2 Lauchzwiebeln

1 Karotte

5 Stiele Kerbel

5 Stiele Estragon

½ Becher Naturjoghurt, 1,5 % Fett

1 TL abgeriebene Bio-Zitronenschale

1 TL Zitronensaft

1 TL Butter

100 ml Gemüsebrühe

4 EL Orangensaft

etwas Salz

100 g Instant-Couscous

Zubereitung

1   Das untere Drittel des Spargels schälen, die Enden abschneiden und die Stangen schräg in Stücke schneiden. Die Lauchzwiebeln waschen, putzen und in schräge Stücke schneiden. Die Karotte waschen, schälen, vierteln und in Stücke schneiden.

2   Die Kräuter waschen, trocknen und die Blätter fein hacken. Den Joghurt mit der Hälfte der Kräuter, der Zitronenschale und dem -saft verrühren.

3   Die Butter erhitzen und das Gemüse darin andünsten. Mit Brühe und Orangensaft ablöschen, salzen und alles zugedeckt 6–7 Minuten dünsten.

4   Den Couscous nach Packungsanweisung zubereiten, das Gemüse und die restlichen Kräuter unterheben, eventuell nachwürzen und mit einem Joghurtdip servieren.

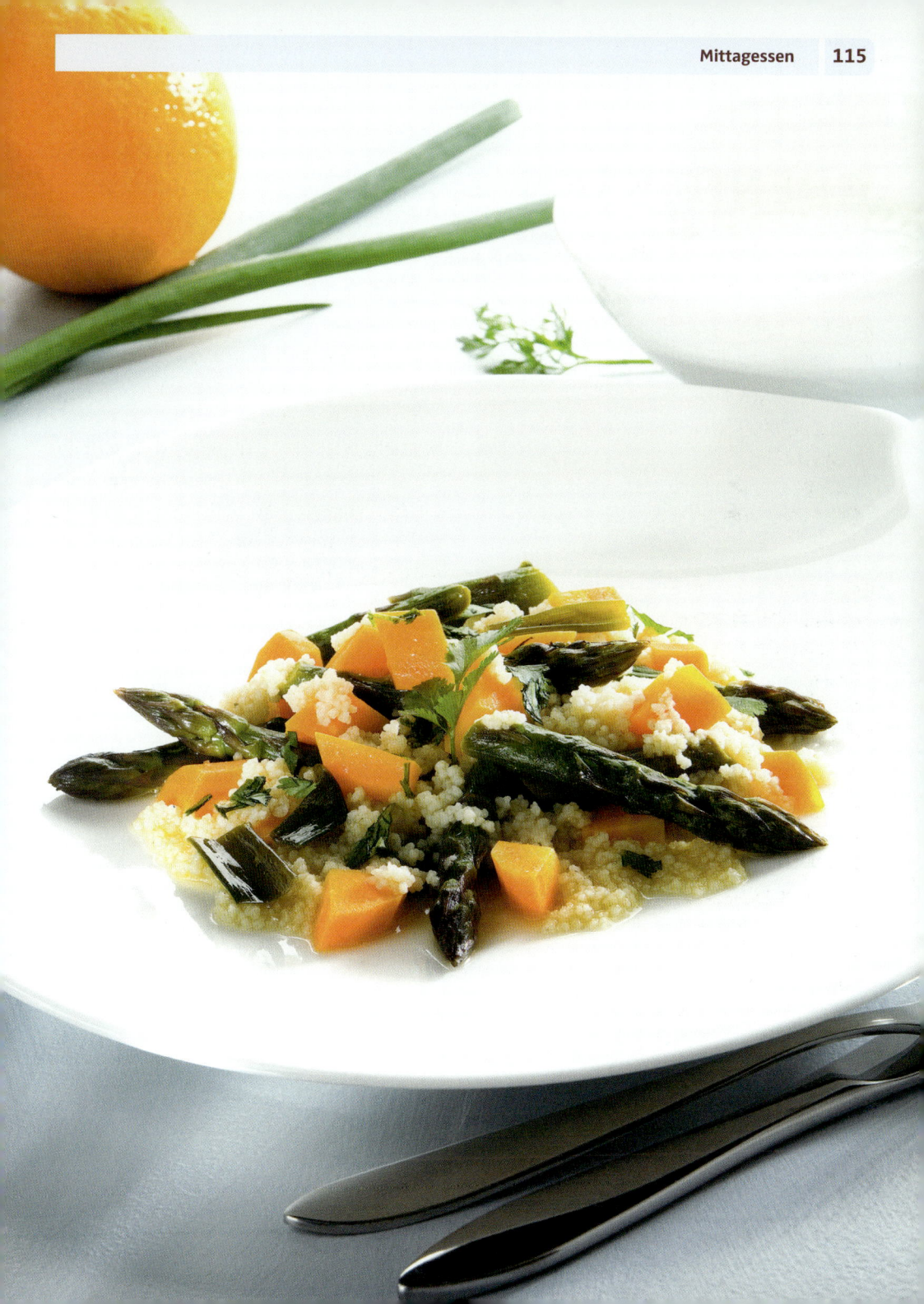

ABENDESSEN

Rote-Bete-Salat mit Birnen

Reich an gesunden Vitalstoffen

Zubereitungszeit: 10 Minuten
Quellzeit: 35–50 Minuten, je nach Größe der Rote Bete

Eine Portion enthält:

343 kcal/1434 kJ	8 g Ballaststoffe
10 g Eiweiß	0 g Laktose
18 g Fett	11,4 g Fruktose
36 g Kohlenhydrate	

Zutaten für 2 Portionen

375 g Rote Bete
1 EL Essig
etwas Salz
1 EL flüssiger Honig, z. B. Akazie
1 EL Olivenöl
1 Bund Rucola (ca. 50 g)
1 Birne
1 Stück Gorgonzola (ca. 60 g)

Zubereitung

1 Rote Bete waschen, in kaltem Wasser aufsetzen und je nach Größe 35–50 Minuten kochen. Abschrecken und mit Einmalhandschuhen schälen. Die Rüben halbieren und in Scheiben schneiden.

2 Essig mit 2 EL Wasser, Salz und Honig verrühren. Das Öl nach und nach unterrühren.

3 Den Rucola verlesen, waschen und trocken schleudern. Die Birne vierteln, das Kerngehäuse herausschneiden und das Fruchtfleisch quer in Scheiben schneiden.

4 Rucola, Rote Bete und Birnenscheiben anrichten und mit der Vinaigrette beträufeln. Dem Gorgonzola grob zerzupfen und auf dem Salat verteilen.

TIPP

Wenn es einmal schnell gehen muss: Rote Bete gibt es auch vorgekocht in Ihrem Supermarkt.

Rumpsteaksalat

Mit Tomaten-Zwiebel-Dressing

Zubereitungszeit: 20 Minuten
Garzeit: ca. 8 Minuten

Eine Portion enthält:

640 kcal/2674 kJ	2 g Ballaststoffe
49 g Eiweiß	0 g Laktose
31 g Fett	
40 g Kohlenhydrate	

Zutaten für 2 Portionen

1 kleine rote Zwiebel

2 Tomaten

4 EL Sojasauce

3 EL Limettensaft

2 EL brauner Zucker

1 EL Walnussöl

1 TL Sesamöl

2 EL Instant-Couscous

1 EL Rapsöl

2 Rindersteaks, mittelfett (à ca. 150 g)

etwas Salz und Pfeffer

5 Stiele Kerbel

5 Stiele glatte Petersilie

Zubereitung

1 Die Zwiebel schälen, die Tomaten waschen und den Strunk entfernen. Zwiebel und Tomaten in feine Würfel schneiden. Sojasauce, Limettensaft, Zucker, Walnussöl und Sesamöl verrühren, dann die Zwiebel- und Tomatenwürfel zugeben.

2 Den Couscous mit 6 EL kochendem Salzwasser übergießen und ausquellen lassen.

3 Das Rapsöl in einer beschichteten Pfanne erhitzen und die Rumpsteaks im heißen Öl von jeder Seite 2–3 Minuten braten. Salzen und pfeffern.

4 Die Kräuter waschen, trocknen und die Blätter abzupfen. Die Rumpsteaks quer in dünne Scheiben schneiden. Den Couscous mit zwei Gabeln auflockern und mit der Salatsauce mischen. Zuletzt die Steakscheiben unterheben und den Salat mit den Kräuterblättchen garnieren.

TIPP

Falls Sie keine Zwiebeln vertragen, streichen Sie diese aus der Zutatenliste. Sie können stattdessen reichlich frische Kräuter in das Dressing schneiden.
Genießen Sie zum Salat ein herzhaftes Sonnenblumen-Vollkornbrot oder Vollkorntoast.

Nudelsalat mit Mozzarellakugeln

Caprese einmal anders

Zubereitungszeit: 20 Minuten
Garzeit: ca. 8 Minuten

Eine Portion enthält:

620 kcal/2592 kJ	8 g Ballaststoffe
31 g Eiweiß	0,1 g Laktose
34 g Fett	3,9 g Fruktose
45 g Kohlenhydrate	

Zutaten für 2 Portionen

120 g Vollkornspirelli

etwas Salz

200 g Cocktailtomaten

6 getr. Tomaten

2 Scheiben geräucherter Schinken

2 EL Olivenöl

2 EL weißer Balsamico

2 EL Ricotta

1 Prise Zucker

5 EL Basilikum

100 g Mozzarellakugeln

Zubereitung

1 Die Nudeln in reichlich kochendem Salzwasser nach Packungsanweisung bissfest garen, abgießen und dabei 50 ml Kochwasser auffangen. Die Nudeln abschrecken.

2 Die Tomaten waschen und vierteln. Die getrockneten Tomaten in schmale Streifen schneiden. Den Schinken in Streifen schneiden und in einer beschichteten Pfanne knusprig braun anbraten.

3 Aus Öl, Nudelwasser, Balsamico, Ricotta, Salz und Zucker ein Dressing herstellen. Das Basilikum waschen, trocknen, die Blättchen abzupfen und in schmale Streifen schneiden.

4 Frische und getrocknete Tomaten, Schinken, abgetropfte Mozzarellakugeln, Basilikum und Dressing vorsichtig unter die Nudeln mischen und den Nudelsalat kräftig nachwürzen.

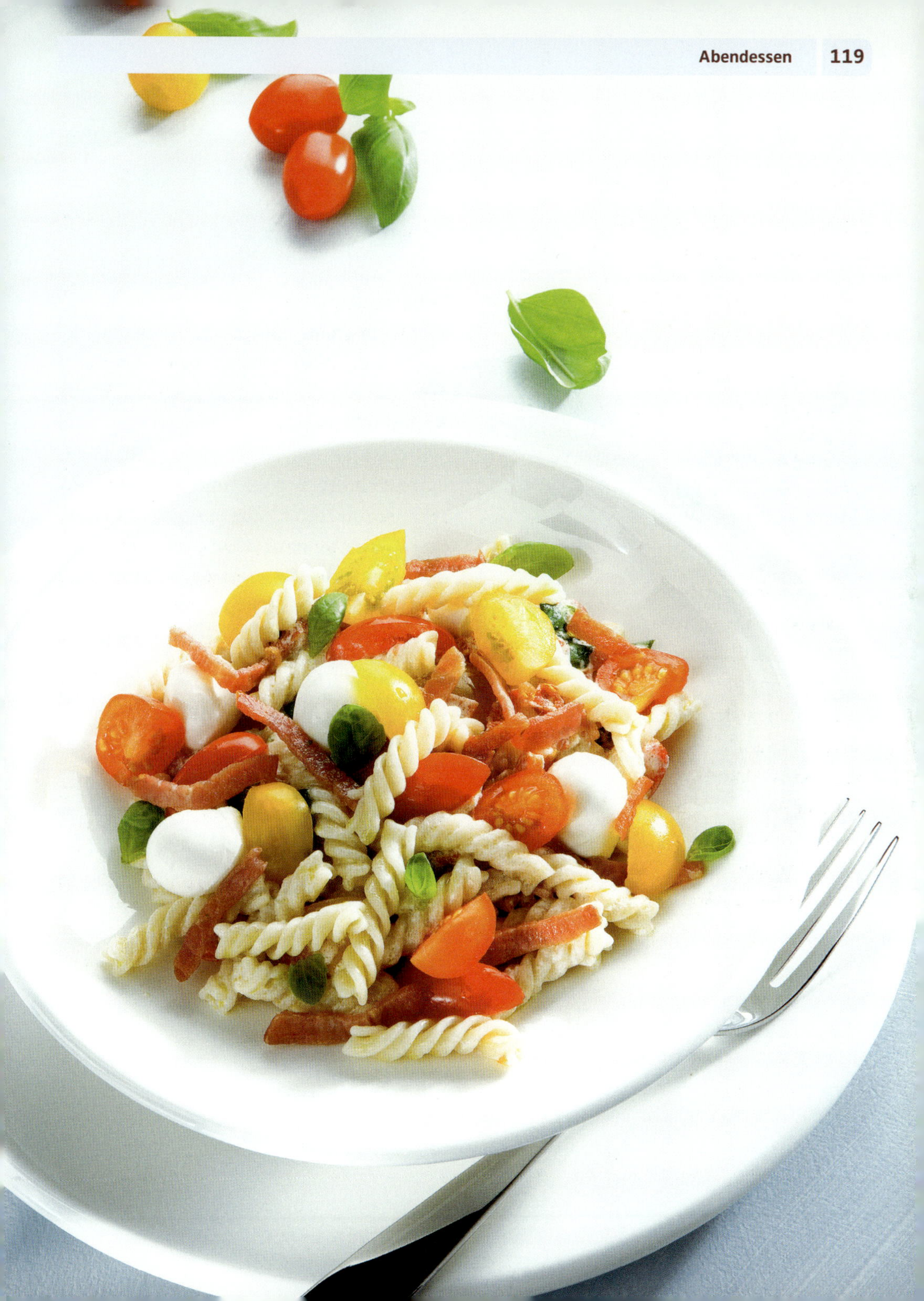

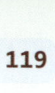
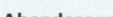
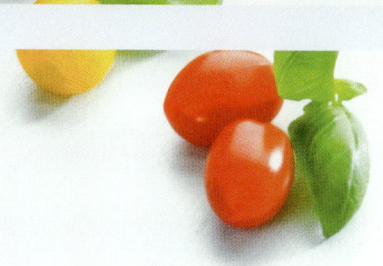
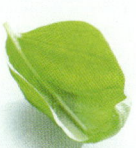

Schinken-Käse-Salat Hawaii

Geht schnell

Zubereitungszeit: ca. 10 Minuten
Garzeit: ca. 30 Minuten

Eine Portion enthält:

179 kcal/748 kJ	0 g Ballaststoffe
17 g Eiweiß	0,6 g Laktose
9 g Fett	0,7 g Fruktose
7 g Kohlenhydrate	

Zutaten für 2 Portionen

2 Scheiben gekochter Schinken

2 Scheiben Edamer, 30 % Fett i. Tr.

2 EL Ananasstücke (Dose)

1 Schuss Ananassaft

2 EL Naturjoghurt, 1,5 % Fett

etwas Salz

1 TL Schnittlauchröllchen

Zubereitung

1 Schinken und Käse in kleine Würfel schneiden. Die Ananasstücke eventuell noch einmal durchschneiden.

2 Aus Ananassaft, Joghurt, Salz und Schnittlauch ein Dressing herstellen. Die vorbereiteten Zutaten mit dem Dressing vermischen und ca. 30 Minuten durchziehen lassen. Zum Schluss eventuell nochmals abschmecken.

TIPP

Essen Sie zu unserem Schinken-Käse-Salat ein knusprig aufgebackenes Vollkornbrötchen oder eine Scheibe kerniges Sonnenblumen-Vollkornbrot.

Roter Schafskäse-Bulgur

Gruß aus der türkischen Küche

Zubereitungszeit: 10 Minuten
Garzeit: ca. 10 Minuten

Eine Portion enthält:

580 kcal/2425 kJ	12,7 g Ballaststoffe
23 g Eiweiß	0 g Laktose
20 g Fett	2,6 g Fruktose
77 g Kohlenhydrate	

Zutaten für 2 Portionen

250 g Cocktailtomaten

1 EL Olivenöl

1 EL Tomatenmark

200 g Instant-Bulgur

450 ml Gemüsebrühe

etwas Salz

100 g Schafskäse

4 Stiele glatte Petersilie

Zubereitung

1 Die Cocktailtomaten waschen und halbieren. Das Öl in einer beschichteten Pfanne erhitzen und die Tomaten darin andünsten. Tomatenmark und Bulgur unterrühren. Mit Gemüsebrühe ablöschen, salzen und 8 Minuten offen köcheln lassen.

2 Den Schafskäse in Stückchen schneiden. Die Petersilie waschen, die Blättchen abzupfen und fein hacken. Käsewürfel und Petersilie über dem Bulgur verteilen.

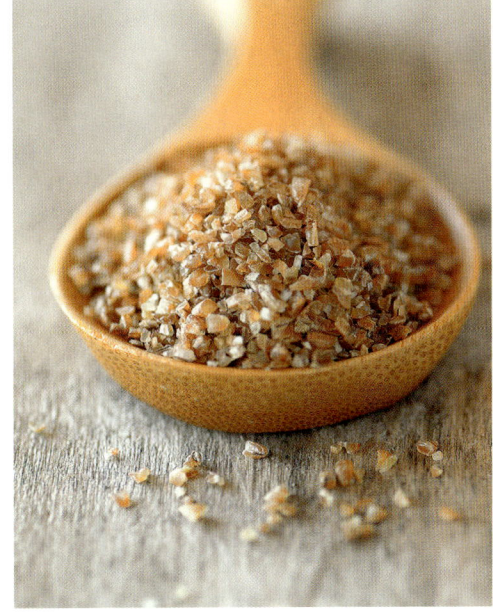

Steckrübencremesuppe

Mit knusprigen Schinkenchips

Zubereitungszeit: 15 Minuten
Garzeit: ca. 30 Minuten

Eine Portion enthält:

296 kcal/1238 kJ	6 g Ballaststoffe
21 g Eiweiß	0,3 g Laktose
16 g Fett	3,1 g Fruktosee
16 g Kohlenhydrate	

Zutaten für 2 Portionen

1 Kartoffel

1 Stück Steckrübe

1 Karotte

1 EL Sojaöl

400 ml Gemüsebrühe

2 Schmelzkäseecken, 30 % Fett i. Tr.

Salz, Muskatnuss

2 Scheiben geräucherter Schinken

1 EL gehackte Petersilie

Zubereitung

1 Die Kartoffel und das Gemüse waschen, putzen, schälen und in gleich große Würfel schneiden. Das Öl erhitzen und die Gemüsewürfel darin andünsten. Mit Gemüsebrühe ablöschen und die Suppe ca. 20 Minuten bei mittlerer Hitze köcheln lassen, danach mit einem Pürierstab cremig mixen.

2 Den Schmelzkäse in der Suppe schmelzen lassen und die Suppe mit Salz und Muskatnuss abschmecken.

3 Den Schinken in Stücke reißen und in einer beschichteten Pfanne ohne Fettzugabe von beiden Seiten knusprig anbraten. Schinkenchips und Petersilie über die Suppe streuen und servieren.

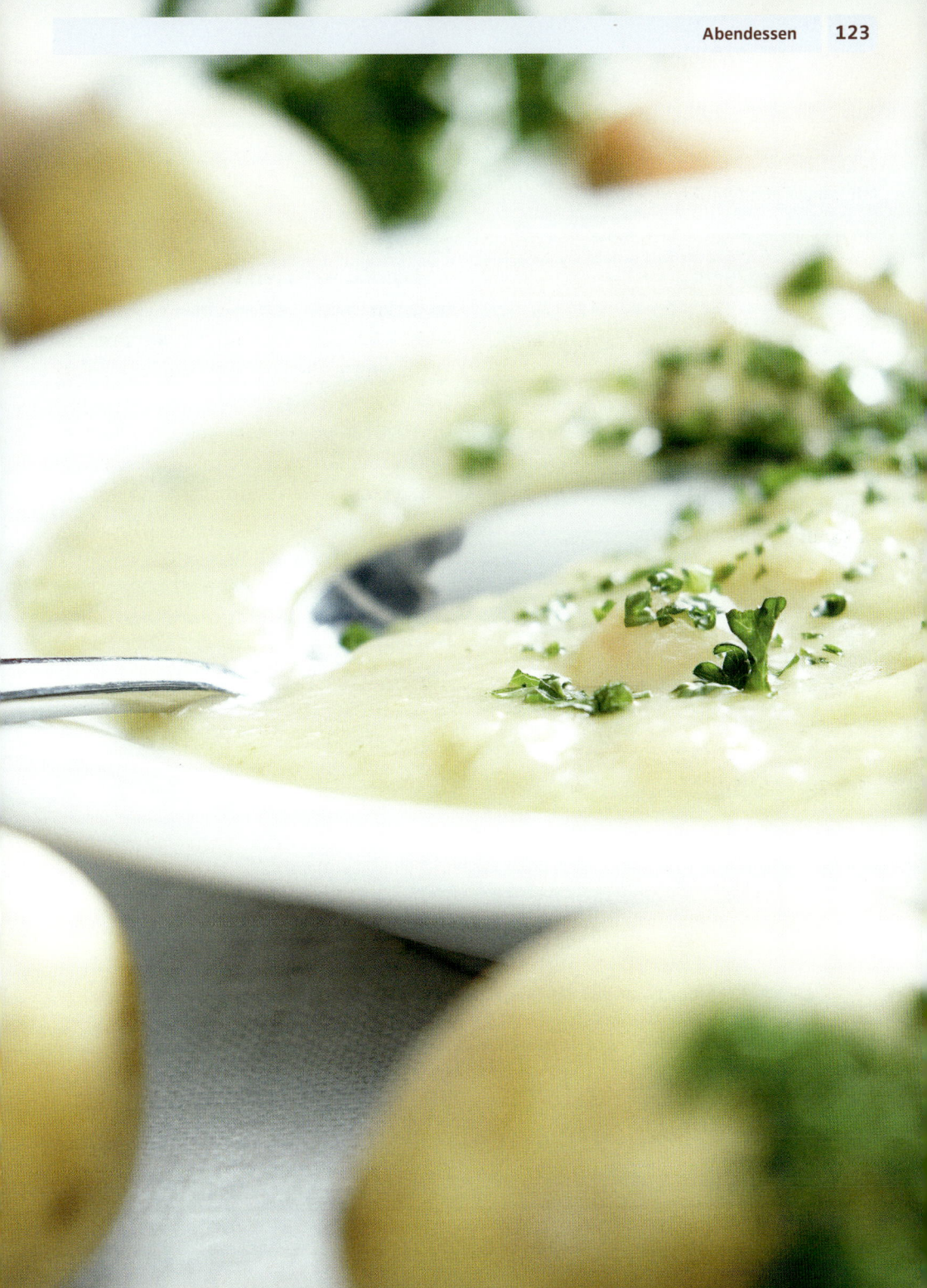

Kresse-Kartoffel-Suppe

Mit Lachsstreifen

Zubereitungszeit: 15 Minuten
Garzeit: ca. 20 Minuten

Eine Portion enthält:

236 kcal/985 kJ	4 g Ballaststoffe
16 g Eiweiß	8 g Laktose
9 g Fett	0,4 g Fruktose
21 g Kohlenhydrate	

Zutaten für 2 Portionen

2 eigroße Kartoffeln

6 geh. EL Kresse

150 ml Milch, 1,5 % Fett

2 EL Frischkäse, fettreduziert

2 Scheiben geräucherter Lachs

Salz, Muskatnuss

Zubereitung

1 Die Kartoffeln waschen, schälen und in grobe Würfel schneiden. Die Kartoffelwürfel in Salzwasser ca. 20 Minuten kochen lassen, dann das Kochwasser abgießen. Mit Milch aufgießen und die Suppe mit einem Pürierstab cremig pürieren. Den Frischkäse zugeben und in der heißen Flüssigkeit unter Rühren schmelzen lassen.

2 Den Lachs in schmale Streifen schneiden. Die Suppe mit Salz und Muskatnuss abschmecken und mit Kresse und Lachsstreifen garniert servieren.

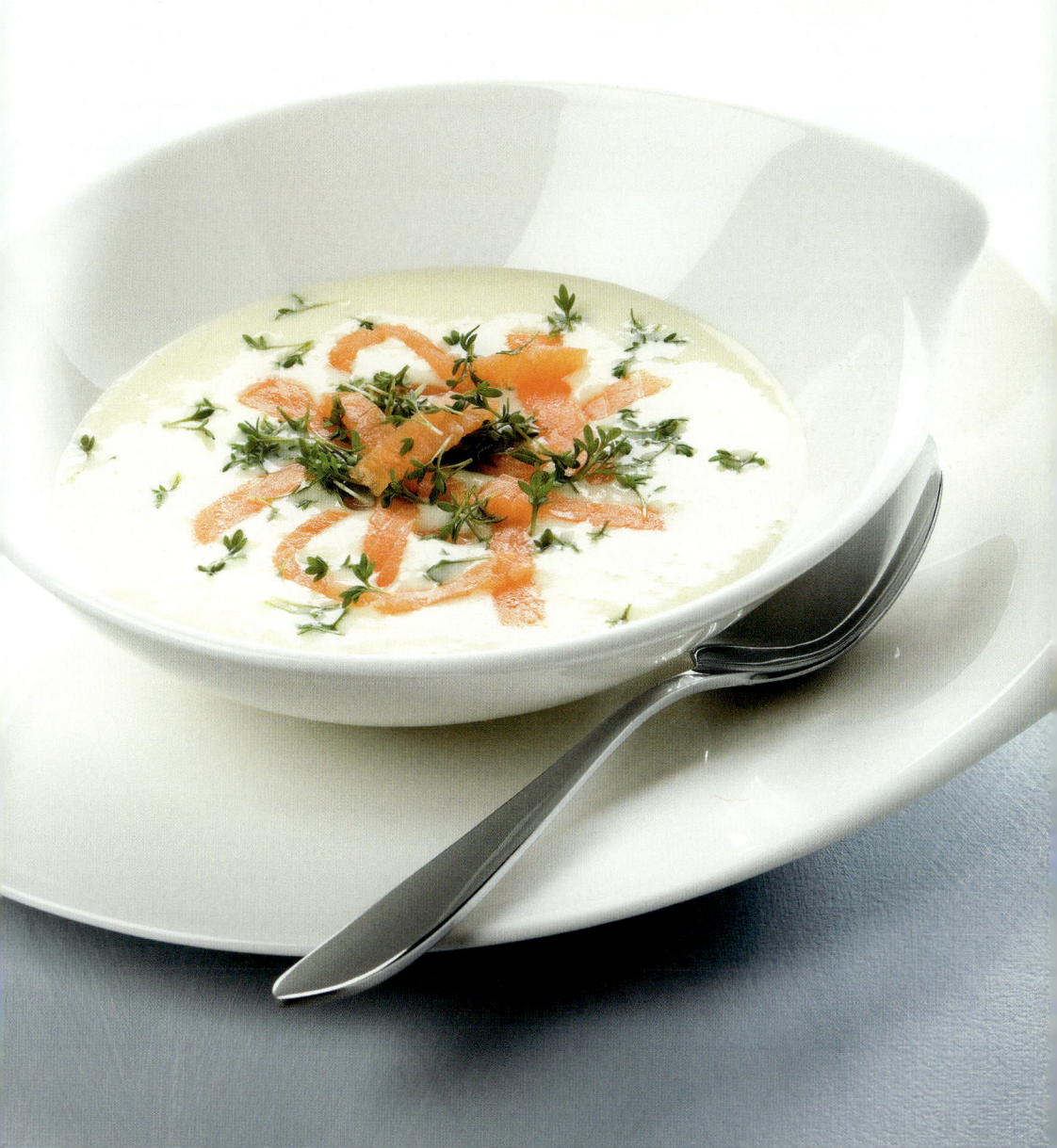

Französische Fischsuppe aus dem Ofen

Mit Garnelen

Zubereitungszeit: 25 Minuten
Garzeit: ca. 45 Minuten

Eine Portion enthält:

399 kcal/1667 kJ	9 g Ballaststoffe
34 g Eiweiß	0 g Laktose
20 g Fett	3 g Fruktose
21 g Kohlenhydrate	

Zutaten für 2 Portionen

2 Kartoffeln

2 Karotten

1 Fenchelknolle

1 EL Olivenöl

etwas Salz

2 Tomaten

200 ml Fischfond (Glas)

200 g gemischter Fisch, z. B. 100 g Lachsfilet, 100 g Wolfsbarsch

80 g Garnelen, geschält und entdarmt

2 TL gehackte Petersilie

Zubereitung

1 Den Backofen auf 200 °C (Ober- und Unterhitze) vorheizen. Die Kartoffeln waschen, schälen, längs halbieren und in ½ cm dicke Scheiben schneiden. Die Karotten waschen, schälen, putzen und schräg in Scheiben schneiden. Den Fenchel waschen, putzen, den Strunk entfernen, das Fenchelgrün beiseite legen und die Knolle längs in 1 cm dicke Spalten schneiden.

2 Das vorbereitete Gemüse in einem ofenfesten Topf mit dem Öl mischen und salzen. Im heißen Ofen ca. 15 Minuten dünsten.

3 Die Tomaten waschen, halbieren, den Stielansatz entfernen. Die Tomatenhälften würfeln und unter das Gemüse mischen. Fischfond zugießen und weitere 15 Minuten garen.

4 Den Fisch waschen, trocken tupfen, salzen und ca. 5 Minuten stehen lassen. Den Fisch in mittelgroße Stücke schneiden, mit den Garnelen auf das Gemüse legen und 8–10 Minuten mitgaren. Nach 5 Minuten mit etwas Brühe aus dem Topf begießen. Mit Fenchelgrün und Petersilie bestreut servieren.

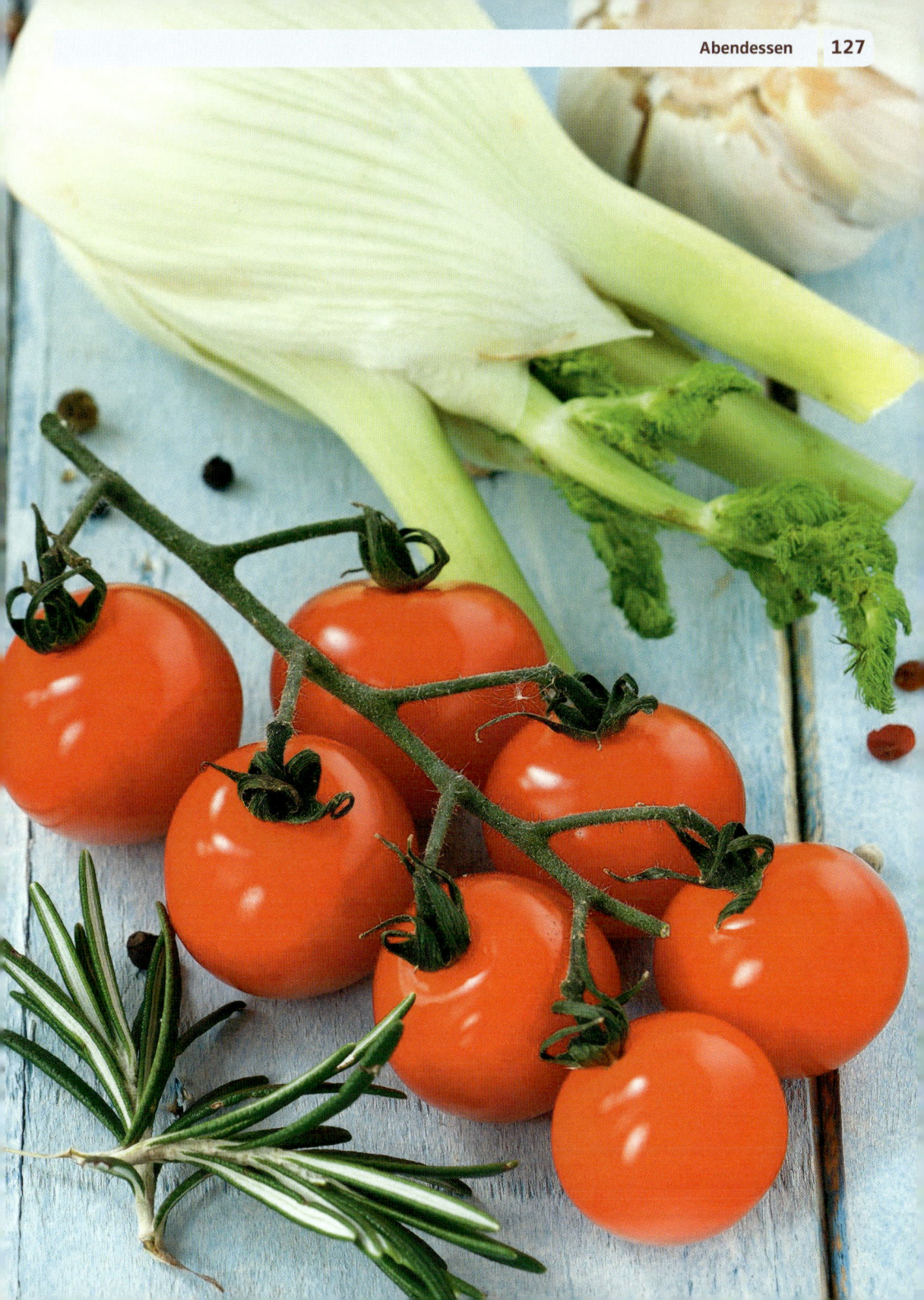

Feierabendpasta
Mit Fisch

Zubereitungszeit: ca. 25 Minuten
Garzeit: ca. 20 Minuten

Eine Portion enthält:

537 kcal/2245 kJ	9 g Ballaststoffe
42 g Eiweiß	1,3 g Laktose
20 g Fett	3,1 g Fruktose
45 g Kohlenhydrate	

Zutaten für 2 Portionen

1 Knoblauchzehe

1 EL Olivenöl

2 TL Tomatenmark

1 Dose Tomaten (425 g EW)

120 g Vollkornnudeln

etwas Salz

½ Bund Petersilie

1 Stück Parmesan (ca. 30 g)

½ Becher saure Sahne

250 g Fischfilet (z. B. Kabeljau oder Seelachs)

2 EL Zitronensaft

Zubereitung

1 Die Knoblauchzehe schälen und halbieren. Das Öl erhitzen und den Knoblauch darin goldgelb andünsten, dann das Tomatenmark einrühren und kurz mitbraten. Die Tomaten zugeben und bei mittlerer Hitze 10 Minuten köcheln lassen.

2 Inzwischen die Nudeln in reichlich kochendem Salzwasser nach Packungsanweisung garen. Die Petersilie waschen, trocknen, die Blätter von den Stielen zupfen und grob hacken. Den Käse reiben und mit der sauren Sahne verrühren. Das Fischfilet in 3 cm große Stücke schneiden und mit Zitronensaft und Salz vermengen.

3 Die Nudeln abgießen, dabei 50 ml Nudelwasser auffangen. Das Nudelwasser in die Tomatensauce gießen und aufkochen. Die Sauce mit Salz und zwei Drittel der Petersilie würzen.

4 Die Fischstücke auf die Tomatensauce legen. Zugedeckt bei milder Hitze 5 Minuten garen. Dann den Fisch vorsichtig mit einem Esslöffel beiseite legen und die Knoblauchhälften aus der Sauce nehmen. Die Nudeln mit der Tomatensauce mischen und auf Tellern verteilen.

5 Den Fisch und die vorbereitete Käse-Sahne-Mischung auf den Nudeln verteilen und mit der restlichen Petersilie bestreut servieren.

TIPP

Wenn Sie sehr empfindlich auf Knoblauch reagieren, streichen Sie ihn besser aus der Zutatenliste.

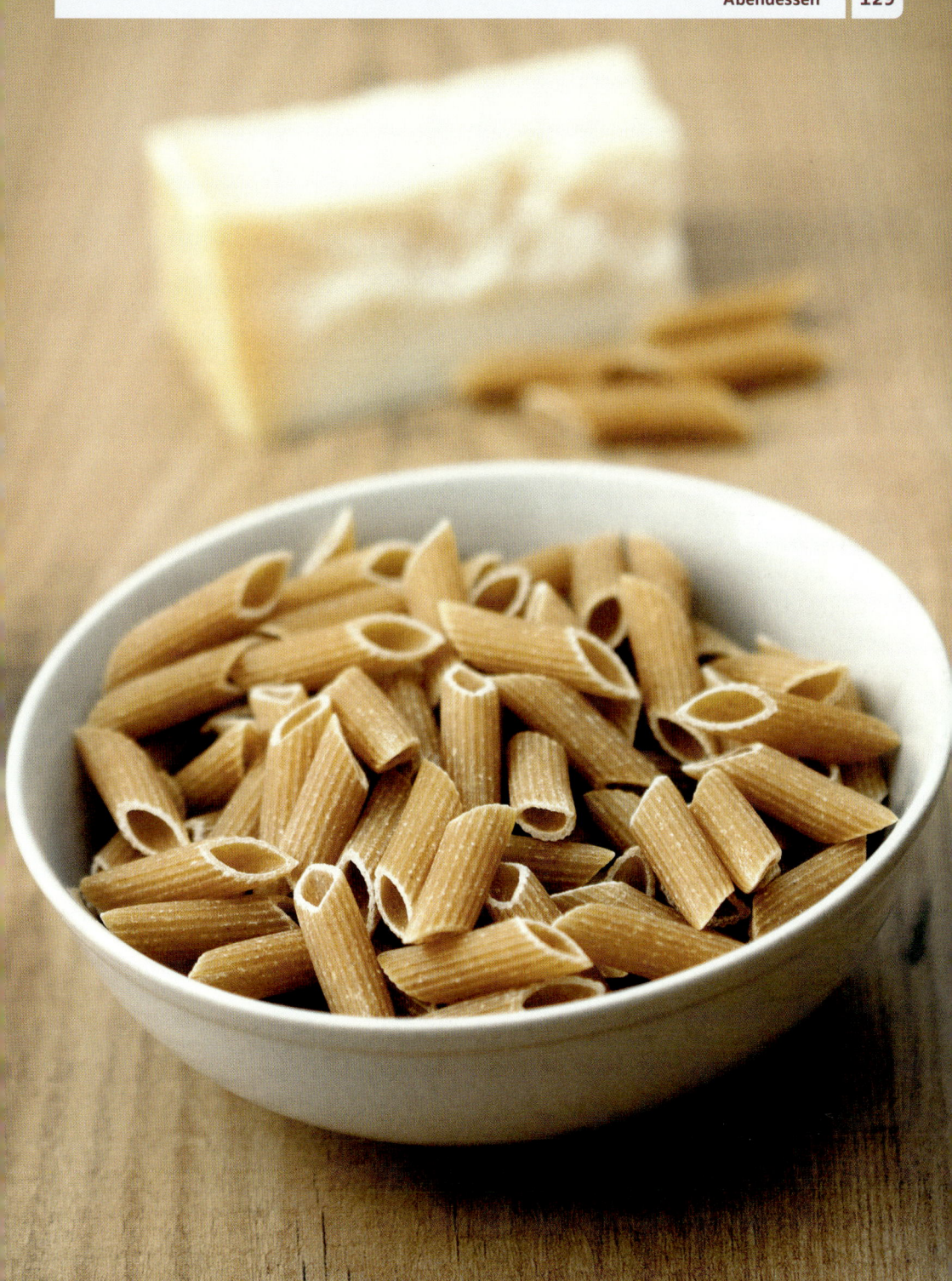

Karottenschmarrn

Mit Sesam

Zubereitungszeit: ca. 10 Minuten
Quellzeit: ca. 15 Minuten
Garzeit: 5–8 Minuten

Eine Portion enthält:

526 kcal/2199 kJ	11 g Ballaststoffe
19 g Eiweiß	4,9 g Laktose
24 g Fett	1,1 g Fruktose
57 g Kohlenhydrate	

Zutaten für 2 Portionen

4 EL Vollkornmehl, z. B. Weizen

3 EL Weizenmehl, Typ 550

200 ml Milch, 1,5 % Fett

Salz, Muskat, Zucker

1 Ei

2 EL Sesamsaat, geröstet

2 EL Schnittlauchröllchen

1 Karotte

1 EL Rapsöl

Zubereitung

1 Beide Mehlsorten mit Milch sowie je 1 Prise Salz, Muskat und Zucker glatt rühren. Ei, Sesamsaat und 1 EL Schnittlauch zugeben und zu einem glatten Teig verrühren. Die Karotte waschen, putzen, schälen und auf einem Gemüsehobel grob raspeln. Karottenraspel unter den Teig mengen und den Teig ca. 15 Minuten quellen lassen.

2 Die Hälfte des Öls in einer beschichteten Pfanne erhitzen. Nacheinander 2 dicke Pfannkuchen backen. Die Pfannkuchen mit einem Pfannenwender in der Pfanne zerreißen, mit den restlichen Schnittlauchröllchen bestreuen und gleich servieren.

SERVIERTIPP

Servieren Sie zu dem Karottenschmarrn einen knackigen Blattsalat mit frischen Kräutern.

Zucchini-Käse-Pfannkuchen

Gelingt leicht

Zubereitungszeit: ca. 20 Minuten
Ruhezeit: ca. 15 Minuten
Garzeit: 8–10 Minuten

Eine Portion enthält:

522 kcal/2183 kJ	7 g Ballaststoffe
25 g Eiweiß	4,9 g Laktose
23 g Fett	0,9 g Fruktose
53 g Kohlenhydrate	

Zutaten für 2 Portionen

1 Handvoll frische Kräuter, z. B. Petersilie, Schnittlauch

4 EL Dinkelvollkornmehl

3 EL Weizenmehl, Typ 550

200 ml Milch, 1,5 % Fett

1 Ei

etwas Salz

1 Zucchini

1 Stück Parmesan (ca. 50 g)

1 EL Olivenöl

Zubereitung

1 Die Kräuter waschen, trocknen und die Blättchen fein hacken bzw. den Schnittlauch in Röllchen schneiden.

2 Beide Mehlsorten mit Milch, Ei und wenig Salz zu einem glatten Teig verrühren. Die vorbereiteten Kräuter untermischen und den Teig ca. 15 Minuten stehen lassen.

3 Die Zucchini waschen, putzen und auf einem Gemüsehobel in grobe Stifte raspeln. Den Parmesan ebenfalls grob reiben und zusammen mit den Zucchinistiften unter den Pfannkuchenteig mengen.

4 Die Hälfte des Öls erhitzen und einen dicken Pfannkuchen daraus backen. Aus dem restlichen Öl und dem restlichen Teig einen weiteren Pfannkuchen backen und sofort servieren.

Obatzter

Typisch bayerische Brotzeit

Zubereitungszeit: ca. 15 Minuten

Eine Portion enthält:

451 kcal/1885 kJ	9 g Ballaststoffe
26 g Eiweiß	1 g Laktose
20 g Fett	0,4 g Fruktose
39 g Kohlenhydrate	

Zutaten für 2 Portionen

2 Ecken Camembert, 45 % Fett i. Tr.

2 geh. EL fettreduzierter Frischkäse

4 Radieschen

etwas Salz

1 Msp. gem. Kümmel

¼ TL Paprikapulver

1 TL Weißweinessig

1 EL Kresse

2 Essiggurken

4 Scheiben Vollkornbrot (à 50 g)

2 Scheiben gekochter Schinken

Zubereitung

1 Den Camembert würfeln und mithilfe einer Gabel mit dem Frischkäse vermengen. Die Radieschen waschen, putzen und in Würfelchen schneiden. Die Käsecreme mit den Gewürzen und dem Essig abschmecken und die Radieschenwürfel und die Kresse untermischen.

2 Die Essiggurken in schräge Scheiben schneiden. Die Hälfte der Brote mit dem Schinken und den Essiggurken belegen und die restlichen Brote mit der Käsecreme bestreichen.

TIPP

Wenn Sie keine Gurken vertragen, streichen Sie die Essiggurken aus der Zutatenliste.

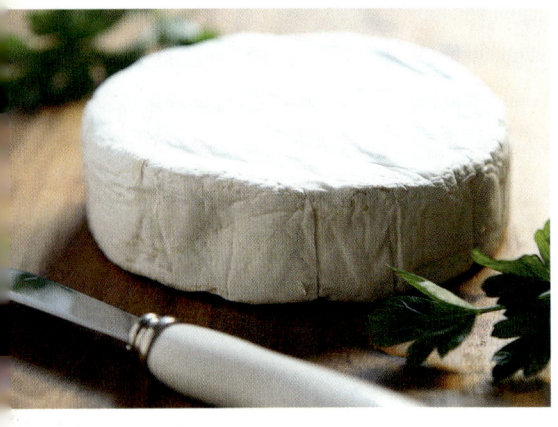

Forellenbrot mit Radieschensalat

Pikant mit Kapern

Zubereitungszeit: ca. 10 Minuten	
Eine Portion enthält:	
364 kcal/1523 kJ	10 g Ballaststoffe
23 g Eiweiß	0 g Laktose
12 g Fett	1 g Fruktose
41 g Kohlenhydrate	

Zutaten für 2 Portionen

2 geräucherte Forellenfilets (à ca. 70 g)

20 Radieschen

4 Salatblätter

1 EL Olivenöl

1 EL Zitronensaft

1 EL gehackte Kapern

etwas Salz

1 EL gehackter Dill

4 Scheiben Vollkornbrot (à ca. 50 g)

Zubereitung

1 Die Forellenfilets jeweils quer halbieren. Die Radieschen waschen, putzen und in feine Scheiben schneiden. Die Salatblätter waschen und trocken tupfen.

2 Aus Olivenöl, Zitronensaft, Kapern und Salz ein Dressing herstellen. Radieschen und Dill zugeben und vermengen.

3 Die Vollkornbrote toasten und mit Salatblättern, Forellenstücken und Radieschensalat belegt servieren.

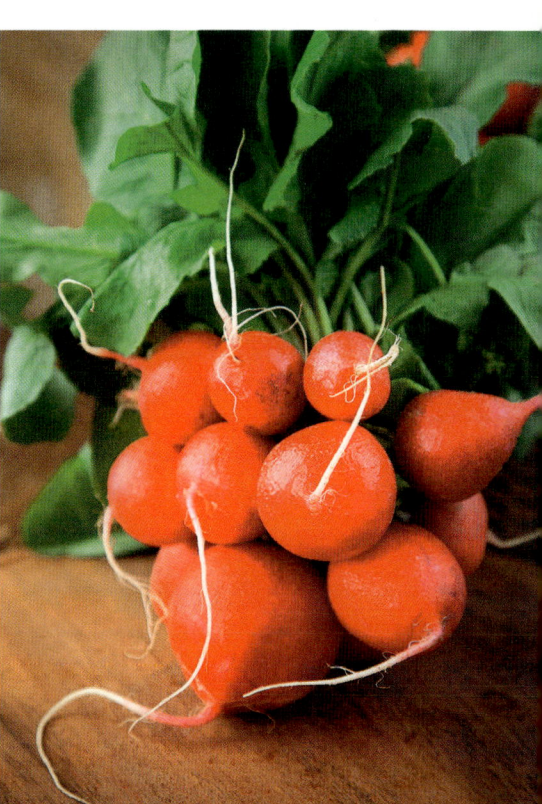

Brote mit Avocadotatar

Ideal, wenn's mal schnell gehen muss

Zubereitungszeit: ca. 10 Minuten

Eine Portion enthält:

437 kcal/1827 kJ	12 g Ballaststoffe
9 g Eiweiß	0 g Laktose
28 g Fett	0,5 g Fruktose
38 g Kohlenhydrate	

Zutaten für 2 Portionen

2 EL Zitronensaft

etwas Salz und Zucker

1 Stück frischer Ingwer (ca. 20 g)

1 reife Avocado

4 Scheiben Vollkornbrot

Zubereitung

1 Zitronensaft mit 2 EL Wasser, Salz und 1 Prise Zucker verquirlen. Den Ingwer schälen, fein würfeln und unterrühren.

2 Die Avocado schälen, halbieren, den Stein entfernen und das Fruchtfleisch würfeln. Die Avocadowürfel sofort unter das Dressing mischen, eventuell nachwürzen und auf den Vollkornbroten verteilt servieren.

TIPP

Wenn Sie Knoblauch gut vertragen, geben Sie eine kleine zerdrückte Knoblauchzehe ins Tatar.

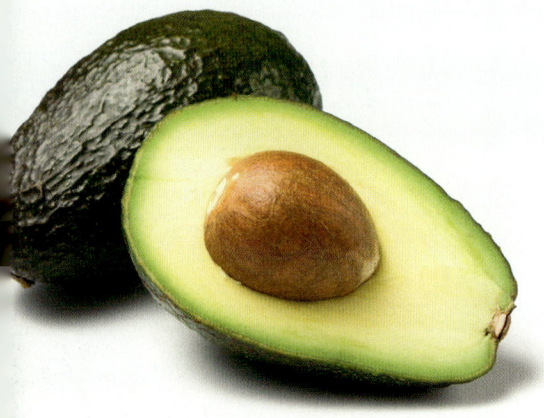

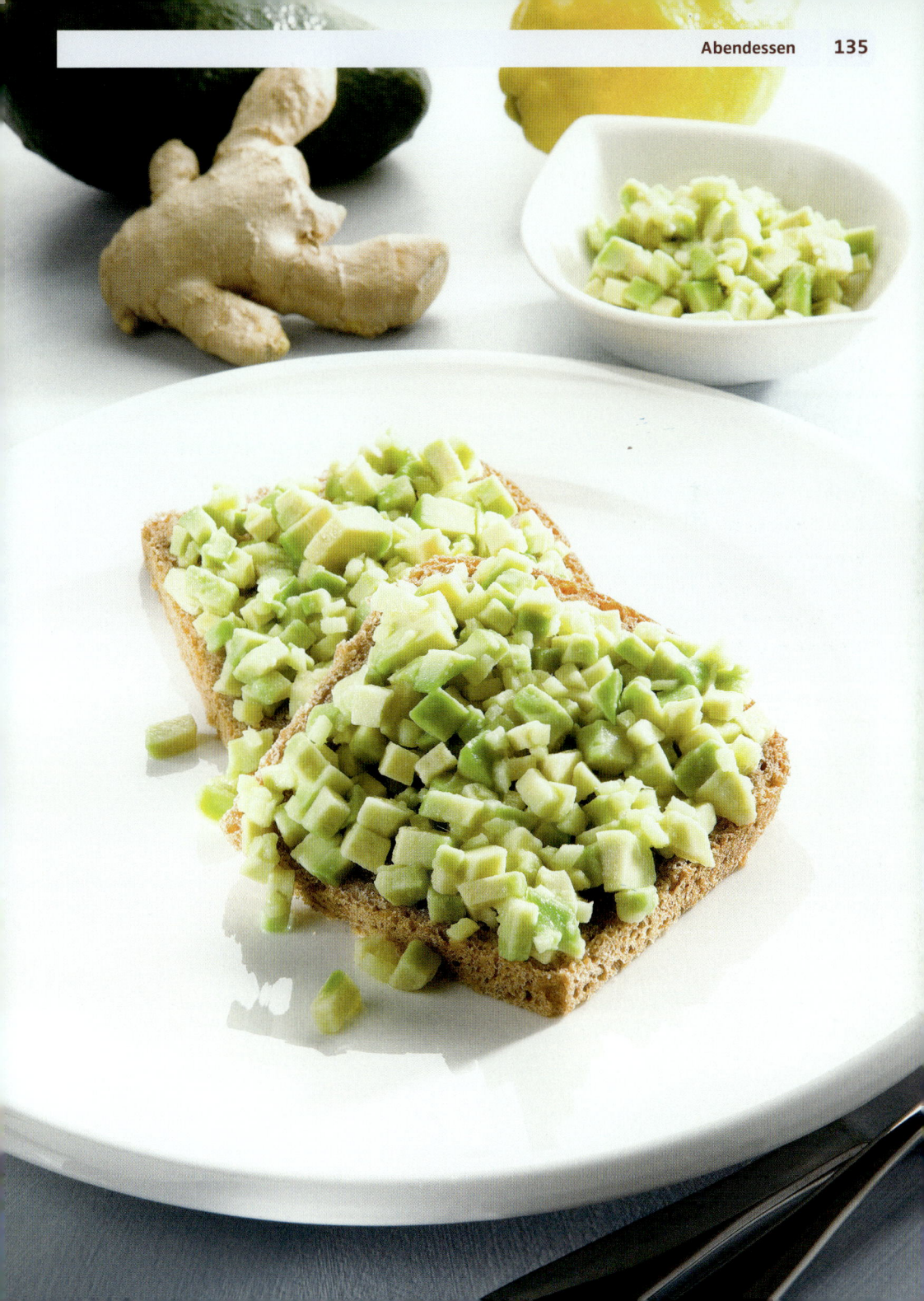

Gemüsebrote

Schnell und gesund

Zubereitungszeit: ca. 10 Minuten

Eine Portion enthält:

379 kcal/1583 kJ	13 g Ballaststoffe
26 g Eiweiß	3,3 g Laktose
9 g Fett	2,2 g Fruktose
47 g Kohlenhydrate	

Zutaten für 2 Portionen

2 Karotten

1 Zucchini

250 g Hüttenkäse

2 TL gehackte Petersilie

etwas Salz

4 Scheiben Vollkornbrot

Zubereitung

1 Karotten und Zucchini waschen, trocknen und putzen. Die Karotten schälen und zusammen mit der Zucchini auf einem Gemüsehobel grob raspeln.

2 Das Gemüse mit dem Hüttenkäse und der Petersilie vermengen und mit Salz abschmecken. Auf den Brotscheiben verteilen und servieren.

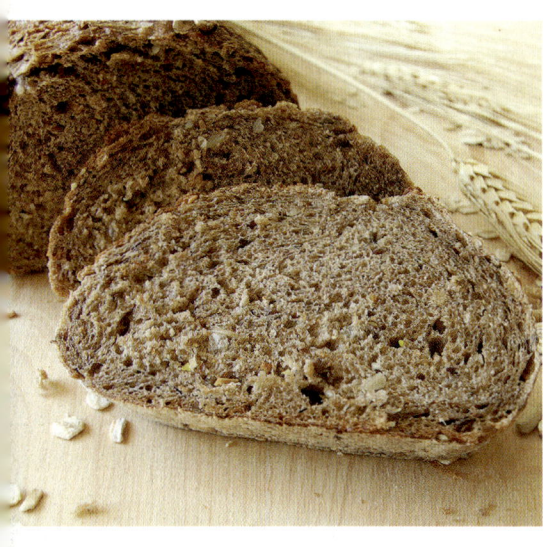

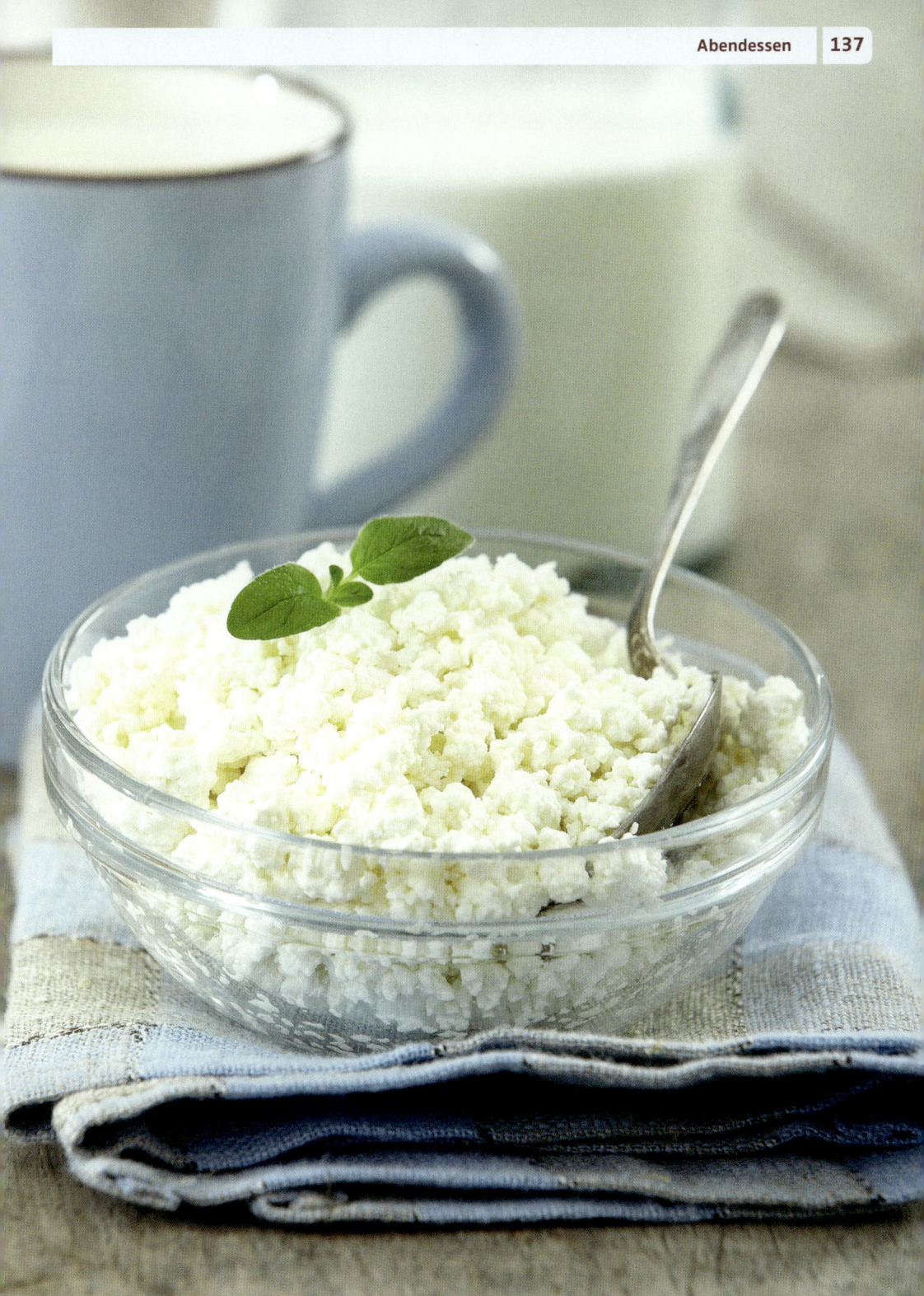

ZWISCHENMAHLZEITEN UND DESSERTS

Kräuterquark-Tomaten-Brot

Schnell zubereitet

Zubereitungszeit: ca. 10 Minuten

Eine Portion enthält:

188 kcal/786 kJ	5 g Ballaststoffe
18 g Eiweiß	4 g Laktose
2 g Fett	0,6 g Fruktose
24 g Kohlenhydrate	

Zutaten für 2 Portionen

200 g Magerquark

Mineralwasser

2 EL gehackte Kräuter, z. B. Petersilie, Dill, Kerbel

etwas Salz

1 TL Weißweinessig

1 Tomate

2 Scheiben Dinkelvollkornbrot

1 EL Kresse

Zubereitung

1 Den Quark mit einem Schuss Mineralwasser glatt rühren. Die Kräuter unter den Quark mischen und mit Salz und Essig abschmecken.

2 Die Tomate waschen, trocknen, halbieren und den Stielansatz entfernen. Die Tomatenhälften in Spalten schneiden.

3 Die Brotscheiben dick mit dem Quark bestreichen und die Tomatenspalten darauf verteilen. Zuletzt die Kresse darüberstreuen.

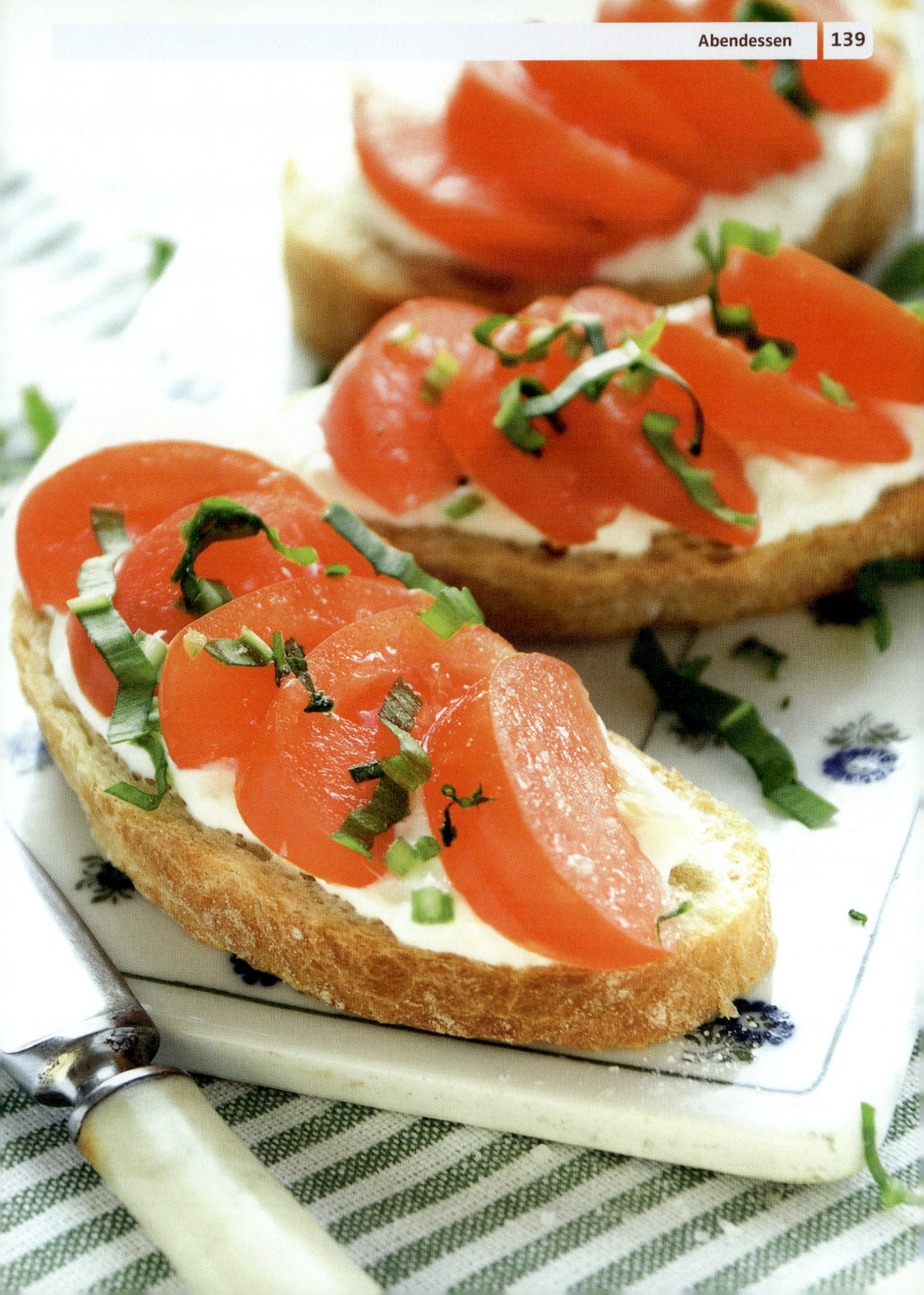

Laugenbrötchen mit Lachs-Frischkäse

Mit Gurkensticks

Zubereitungszeit: ca. 10 Minuten

Eine Portion enthält:

295 kcal/1233 kJ	3 g Ballaststoffe
13 g Eiweiß	1 g Laktose
10 g Fett	1 g Fruktose
37 g Kohlenhydrate	

Zutaten für 2 Portionen

2 Laugenbrötchen

2 geh. EL Frischkäse, fettreduziert

2 TL gehackter Dill

2 Scheiben geräucherter Lachs

1 Stück Salatgurke (ca. 200 g)

Zubereitung

1 Die Laugenbrötchen quer halbieren. Den Frischkäse mit dem Dill glatt rühren. Den Lachs in schmale Streifen schneiden und unter den Frischkäse mischen. Den Lachs-Frischkäse auf den unteren Brötchenhälften verteilen und die oberen Brötchenhälften darauflegen.

2 Die Salatgurke waschen, putzen, in schmale Stifte schneiden und zu den Lachs-Frischkäse-Brötchen servieren.

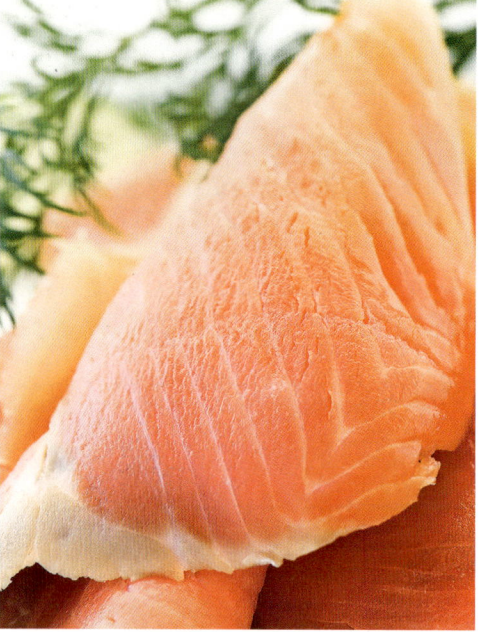

TIPP

Wenn Sie keine Gurken vertragen, bereiten Sie die Sticks aus einer Gemüsesorte, die keine Beschwerden bei Ihnen verursacht.

Gefüllte Sonnenblumenbrötchen

Leichte Variante

Zubereitungszeit: ca. 15 Minuten	
Eine Portion enthält:	
263 kcal/1099 kJ	4 g Ballaststoffe
13 g Eiweiß	0 g Laktose
11 g Fett	0,5 g Fruktose
27 g Kohlenhydrate	

Zutaten für 2 Portionen

2 Sonnenblumen-Vollkornbrötchen

1 Tomate

4 Blätter Eisbergsalat

2 Scheiben gekochter Schinken

2 TL fettreduzierte Mayonnaise

TIPP

Sollten Sie fettreduzierte Mayonnaise nicht vertragen, können Sie stattdessen auch einen fettreduzierten Frischkäse glatt rühren und als Klecks auf die Schinkenscheibe geben.

Zubereitung

1 Die Brötchen längs halbieren, aber nicht ganz durchschneiden. Die Tomate waschen, halbieren, den Stielansatz herausschneiden und die Tomatenhälften in Spalten schneiden. Die Salatblätter waschen und trocken schleudern.

2 In die Schlitze der Brötchen jeweils 2 Salatblätter legen und die Tomatenspalten darauf verteilen. Darauf jeweils eine Scheibe Schinken legen und mit je 1 TL Mayonnaise garnieren.

Schnelle Wraps

Pikant mit Paprika und Aprikosenmarmelade

Zubereitungszeit: ca. 20 Minuten

Eine Portion enthält:

265 kcal/1109 kJ	3 g Ballaststoffe
15 g Eiweiß	0,8 g Laktose
6 g Fett	2,2 g Fruktose
37 g Kohlenhydrate	

Zutaten für 2 Portionen

½ Mango

2 Scheiben geräucherte Putenbrust

¼ rote Paprika

50 g Eisbergsalat

2 Petersilienstängel

2 EL Naturjoghurt, 1,5 % Fett

1 EL Aprikosenmarmelade

etwas Salz

2 Tortillafladen (à ca. 45 g)

Zubereitung

1 Die Mango schälen und das Fruchtfleisch erst vom Stein, dann in schmale Streifen schneiden. Die Putenbrust in Streifen schneiden. Die Paprika waschen, putzen und in dünne Streifen schneiden. Den Eisbergsalat waschen, trocken schleudern und in Streifen schneiden. Die Petersilie waschen, trocknen, die Blättchen abzupfen und fein hacken.

2 Den Joghurt mit Marmelade, Salz und der vorbereiteten Kräutern glatt rühren.

3 Die Tortillafladen gleichmäßig mit dem vorbereiteten Joghurt bestreichen. Salat, Putenbrust, Mango und Paprika auf die Fladen verteilen und aufrollen.

TIPP

Wenn Sie keine Paprika vertragen, streichen Sie sie aus der Zutatenliste.

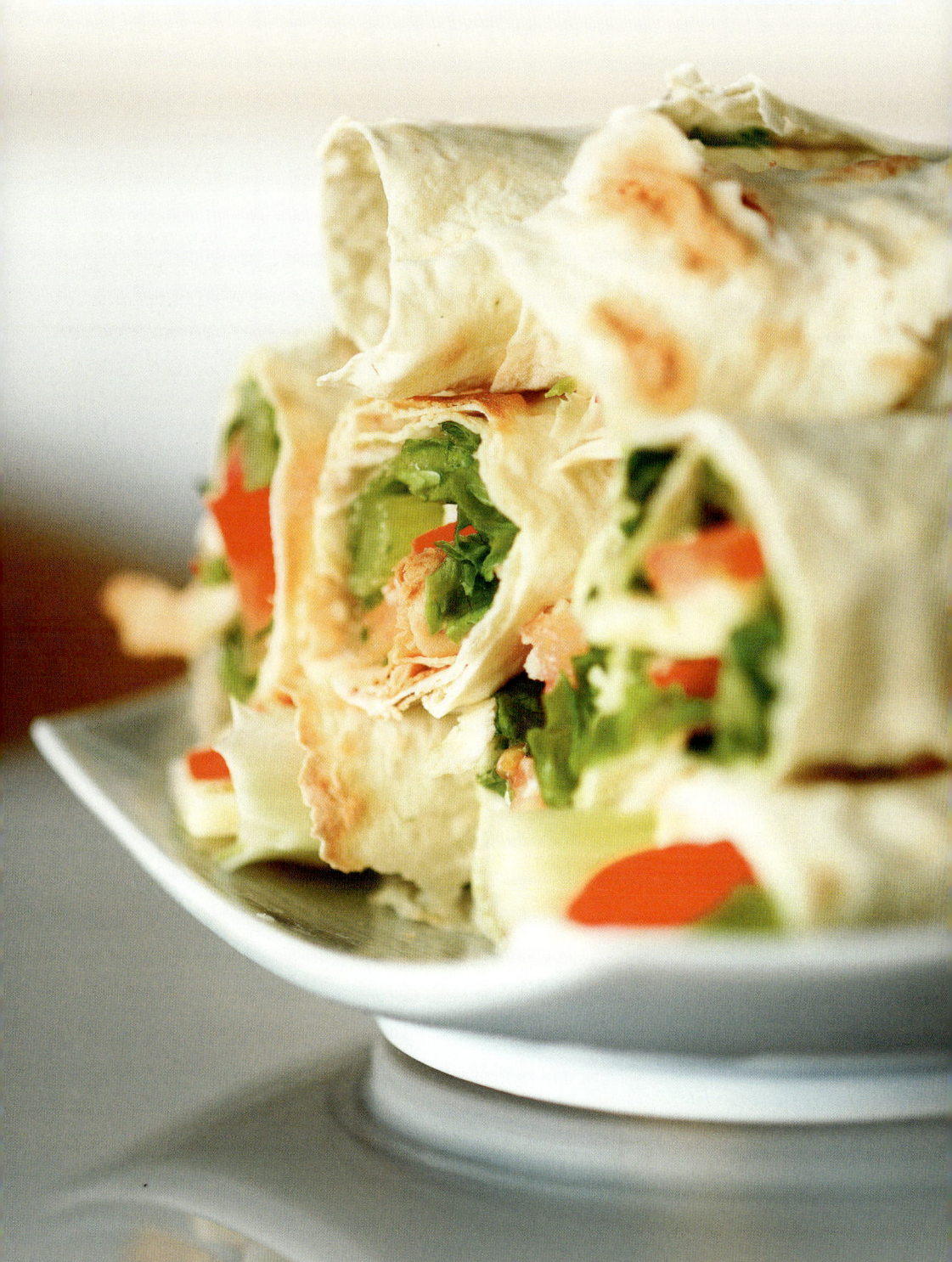

Gemüseburger

Die gesunde Alternative

Zubereitungszeit: 20 Minuten
Garzeit: ca. 25 Minuten

Eine Portion enthält:

375 kcal/1567 kJ	7 g Ballaststoffe
15 g Eiweiß	1 g Laktose
17 g Fett	0,5 g Fruktose
39 g Kohlenhydrate	

Zutaten für 2 Portionen

2 eigroße Kartoffeln

etwas Salz

1 Stück Karotte (ca. 30 g)

1 Stück Zucchini (ca. 30 g)

2 EL Magerquark

1 Ei

etwas Muskatnuss

2 Vollkornbrötchen

2 TL Tomatenpesto (Glas)

1 EL Olivenöl

4 Basilikumblättchen

Zubereitung

1   Die Kartoffeln waschen und 20 Minuten in kochendem Salzwasser garen, abgießen, abkühlen lassen, pellen und grob reiben. Karotte und Zucchini waschen. Die Karotte schälen, Karotte und Zucchini grob raspeln und gut ausdrücken.

2   Kartoffeln, Gemüseraspel, Quark und Ei mischen und mit Salz und Muskat würzen. Die Masse zu 2 Buletten formen. Die Vollkornbrötchen halbieren und mit je 1 TL Tomatenpesto bestreichen.

3   Das Öl in einer beschichteten Pfanne erhitzen und die Buletten von beiden Seiten 3–4 Minuten braten. Die Buletten auf die unteren Hälften der Brötchen legen, je 2 Basilikumblättchen darauflegen und mit den oberen Brötchenhälften abdecken.

TIPP

Die Gemüsebuletten können Sie schon am Vortag zubereiten, dann sind die Burger am nächsten Tag in wenigen Minuten fertig.

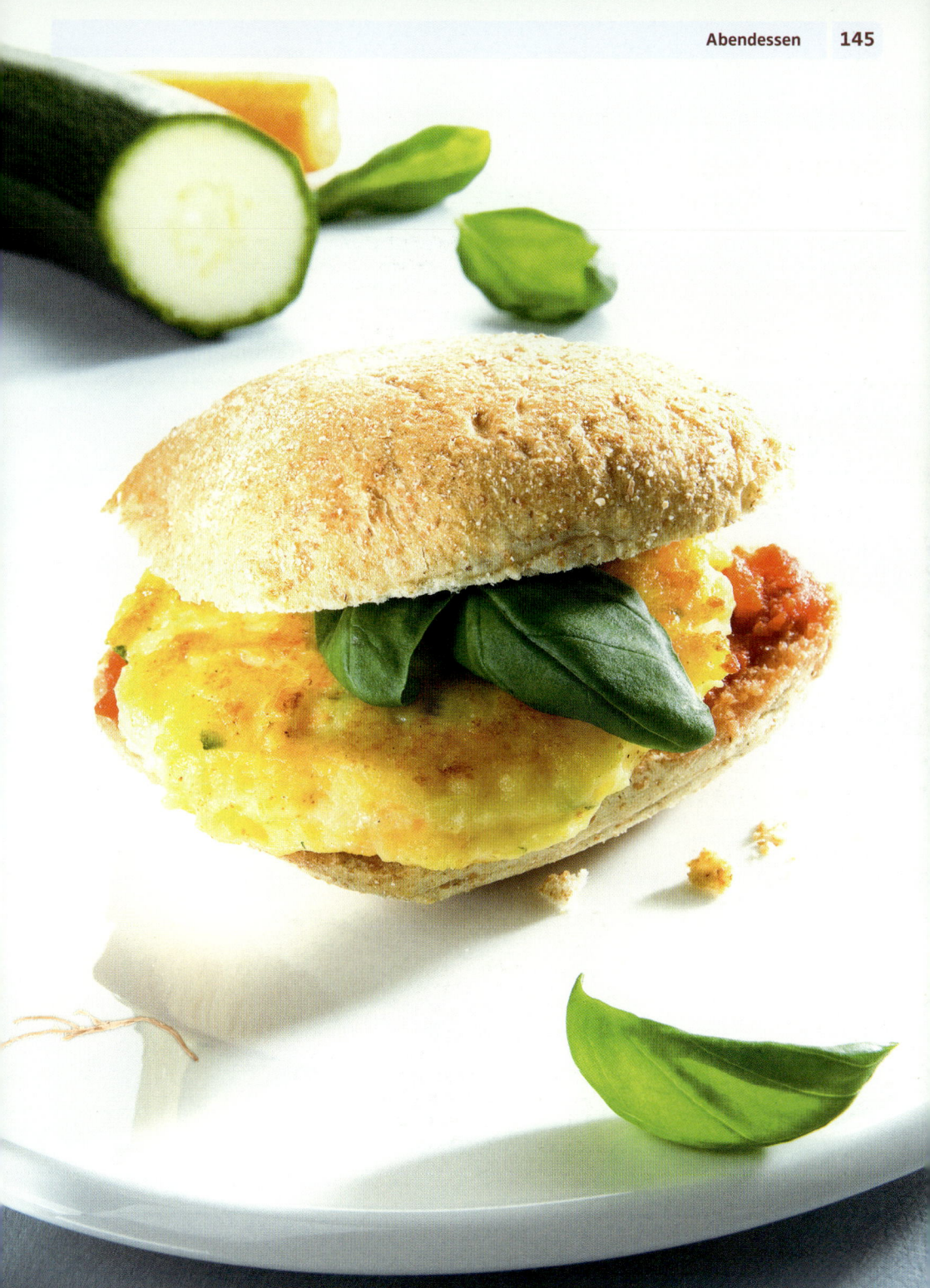

Kokospudding mit Ananaskompott

Exotisch köstlich

Zubereitungszeit: 10 Minuten
Abkühlzeit: ca. 30 Minuten
Garzeit: ca. 5 Minuten

Eine Portion enthält:

258 kcal/1079 kJ	3 g Ballaststoffe
5 g Eiweiß	4,9 g Laktose
5 g Fett	3,2 g Fruktose
47 g Kohlenhydrate	

Zutaten für 2 Portionen

200 ml Milch, 1,5 % Fett

½ Pck. Vanillepuddingpulver

1 EL Zucker

50 ml Kokosmilch

1 EL Kokosraspel

250 g frische Ananas

½ kleines Glas Orangensaft (50 ml)

1 EL Kokossirup

Zubereitung

1 Von der Milch 3 EL abmessen und damit Puddingpulver und Zucker glatt rühren. Die restliche Milch und Kokosmilch zum Kochen bringen. Sobald die Milch kocht, das angerührte Puddingpulver einrühren und mindestens 1 Minute sprudelnd kochen lassen.

2 Die Kokosraspel unterrühren und den Pudding etwas abkühlen lassen. Danach den Pudding in 2 Dessertschälchen füllen und darin ca. 30 Minuten abkühlen lassen.

3 Für das Ananaskompott die Ananas schälen, den harten Strunk entfernen und das Fruchtfleisch in kleine Stücke schneiden. Den Orangensaft mit dem Kokossirup verrühren und die Ananasstücke damit vermengen. Zusammen mit dem Pudding servieren.

Zimtjoghurt mit Birnenkompott

Würzig-süßes Dessert

Zubereitungszeit: ca. 10 Minuten
Garzeit: ca. 5 Minuten

Eine Portion enthält:

225 kcal/939 kJ	4 g Ballaststoffe
13 g Eiweiß	4,7 g Laktose
5 g Fett	10,4 g Fruktose
32 g Kohlenhydrate	

Zutaten für 2 Portionen

2 Birnen

1 Orange

½ kleine Zimtstange

1 Sternanis

1 EL Zucker

1 Becher Naturjoghurt, 1,5 % Fett (150 g)

4 geh. EL Magerquark

1 Msp. gem. Zimt

2 EL Schokoraspel

Zubereitung

1 Die Birnen waschen, schälen und vierteln, die Kerngehäuse entfernen. Die Orange auspressen.

2 Zimtstange, Sternanis und ½ EL Zucker mit dem Orangensaft und den Birnen in einem Topf aufkochen und bei mittlerer Hitze ca. 4 Minuten köcheln lassen. Von der Kochstelle nehmen und abkühlen lassen.

3 Joghurt, Quark, den restlichen Zucker und Zimt glatt rühren. Den Zimtjoghurt mit dem Birnenkompott anrichten und mit den Schokoraspeln bestreuen.

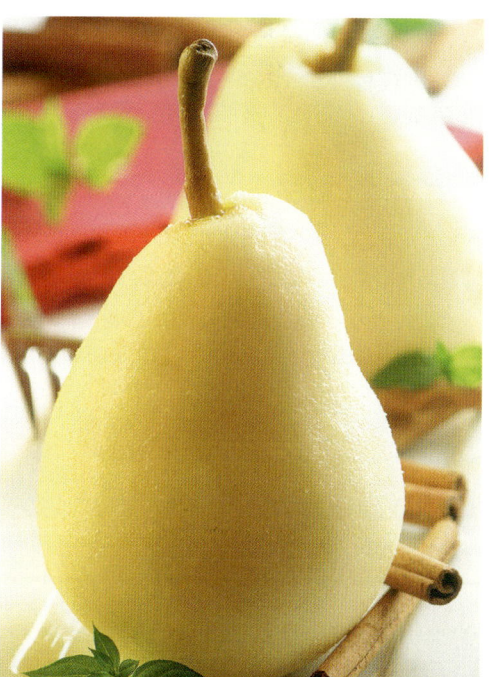

Frischer Beeren-Vanille-Joghurt

Süße Vitaminbombe

Zubereitungszeit: ca. 10 Minuten

Eine Portion enthält:

148 kcal/618 kJ	9 g Ballaststoffe
7 g Eiweiß	4,6 g Laktose
3 g Fett	6 g Fruktose
20 g Kohlenhydrate	

Zutaten für 2 Portionen

½ Vanilleschote

2 Becher Naturjoghurt, 1,5 % Fett (300 g)

2 TL flüssiger Honig, z. B. Akazie

100 g frische Brombeeren

100 g frische Heidelbeeren

100 g frische Himbeeren

Zubereitung

1 Die Vanilleschote der Länge nach aufschlitzen und das Mark mit einem scharfen Messer herauskratzen. Zusammen mit dem Joghurt und dem Honig glatt rühren.
2 Die Beeren vorsichtig waschen, eventuell Stiele entfernen und die Früchte vorsichtig unter den vorbereiteten Joghurt mengen.

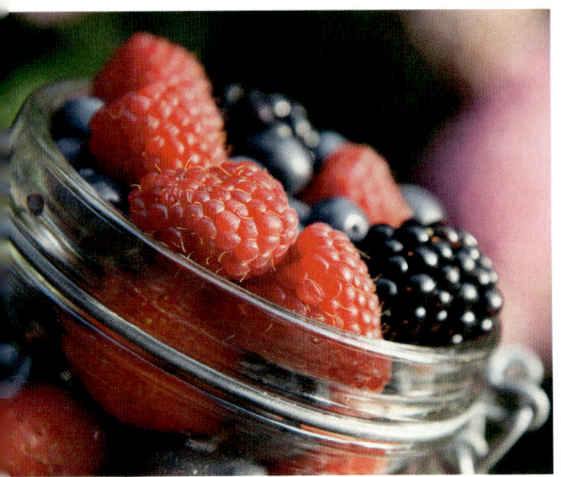

TIPP

Falls Sie keine Beerenfrüchte vertragen, können Sie den Joghurt auch mit anderen Obstsorten zubereiten, die Ihnen keine Probleme bereiten.
Alternativ können Sie auf Früchte aus dem Tiefkühlregal zurückgreifen.

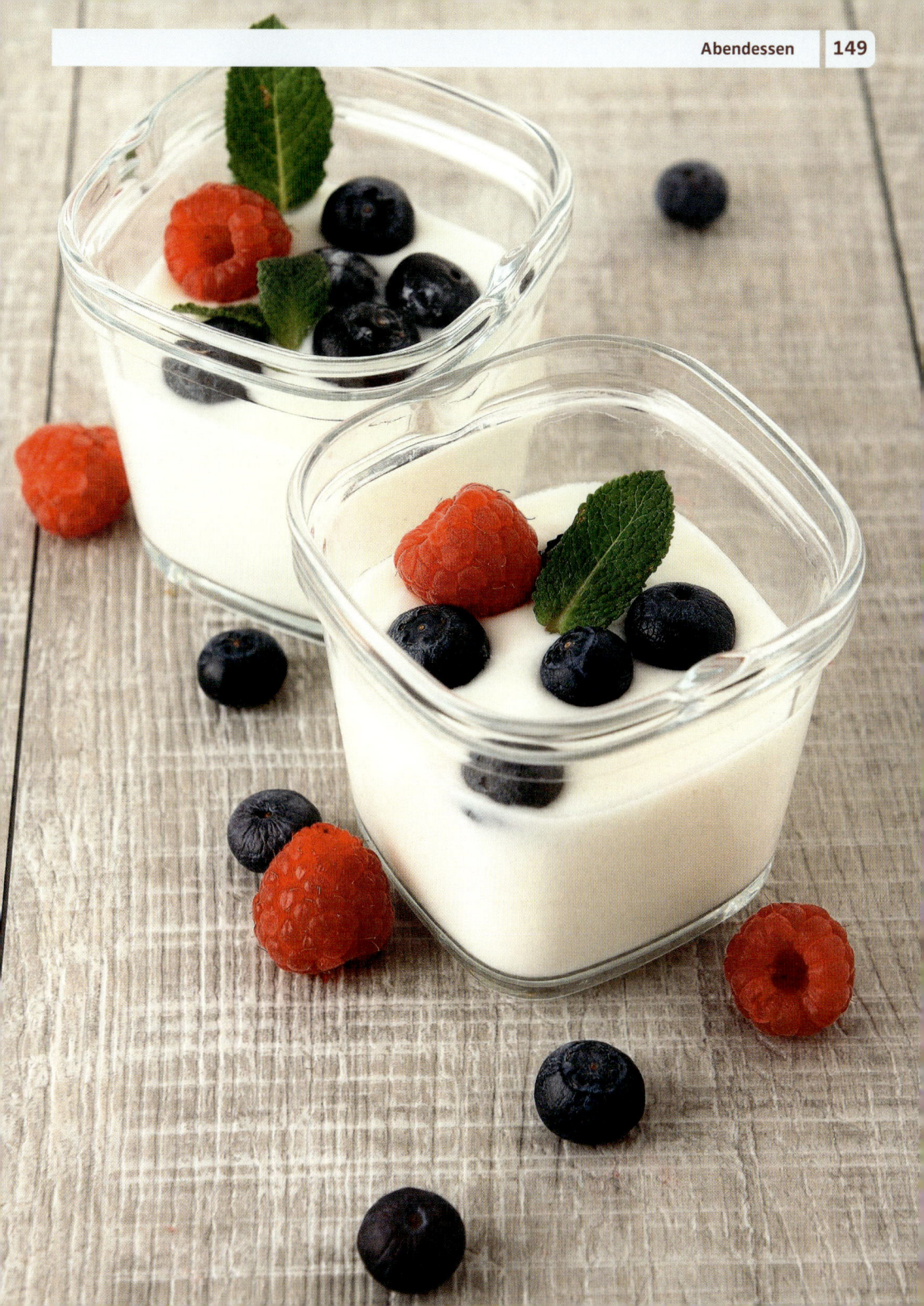

Rhabarberquark mit Amarettinistreuseln
Knusprig mit italienischen Keksen

Zubereitungszeit: 15 Minuten
Garzeit: 5–8 Minuten

Eine Portion enthält:

293 kcal/1226 kJ	2 g Ballaststoffe
18 g Eiweiß	5 g Laktose
2 g Fett	0,5 g Fruktose
49 g Kohlenhydrate	

Zutaten für 2 Portionen

150 g Rhabarber
1 EL Zitronensaft
80 g Zucker
1 EL Amarettini
250 g Magerquark
1 Schuss Mineralwasser
½ Vanilleschote

Zubereitung

1 Den Rhabarber waschen, putzen und in 1,5 cm große Stücke schneiden. Mit dem Zitronensaft und dem Zucker in einen Topf geben, aufkochen lassen und bei mittlerer Hitze zugedeckt 5 Minuten garen. Abkühlen lassen und 45 Sekunden mit dem Schneidstab pürieren.

2 Die Amarettini grob zerbröseln. Quark und Mineralwasser mit einem Schneebesen glatt rühren. Die Vanilleschote der Länge nach halbieren, das Mark herauskratzen und unter die Quarkmasse rühren.

3 Das Rhabarberpüree rasch unterheben, in 2 Schälchen füllen, mit den Amarettinistreuseln bestreuen und servieren.

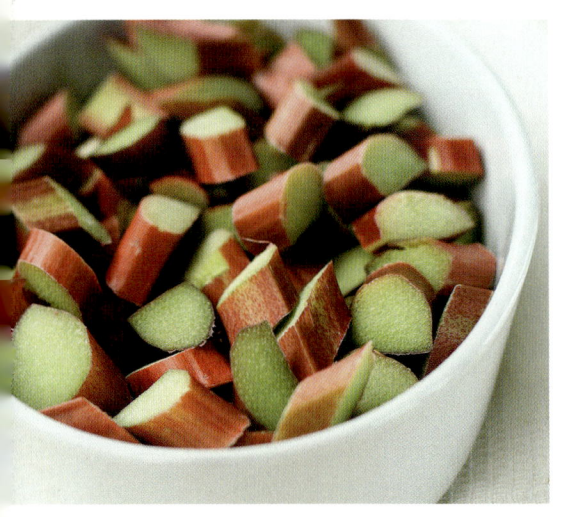

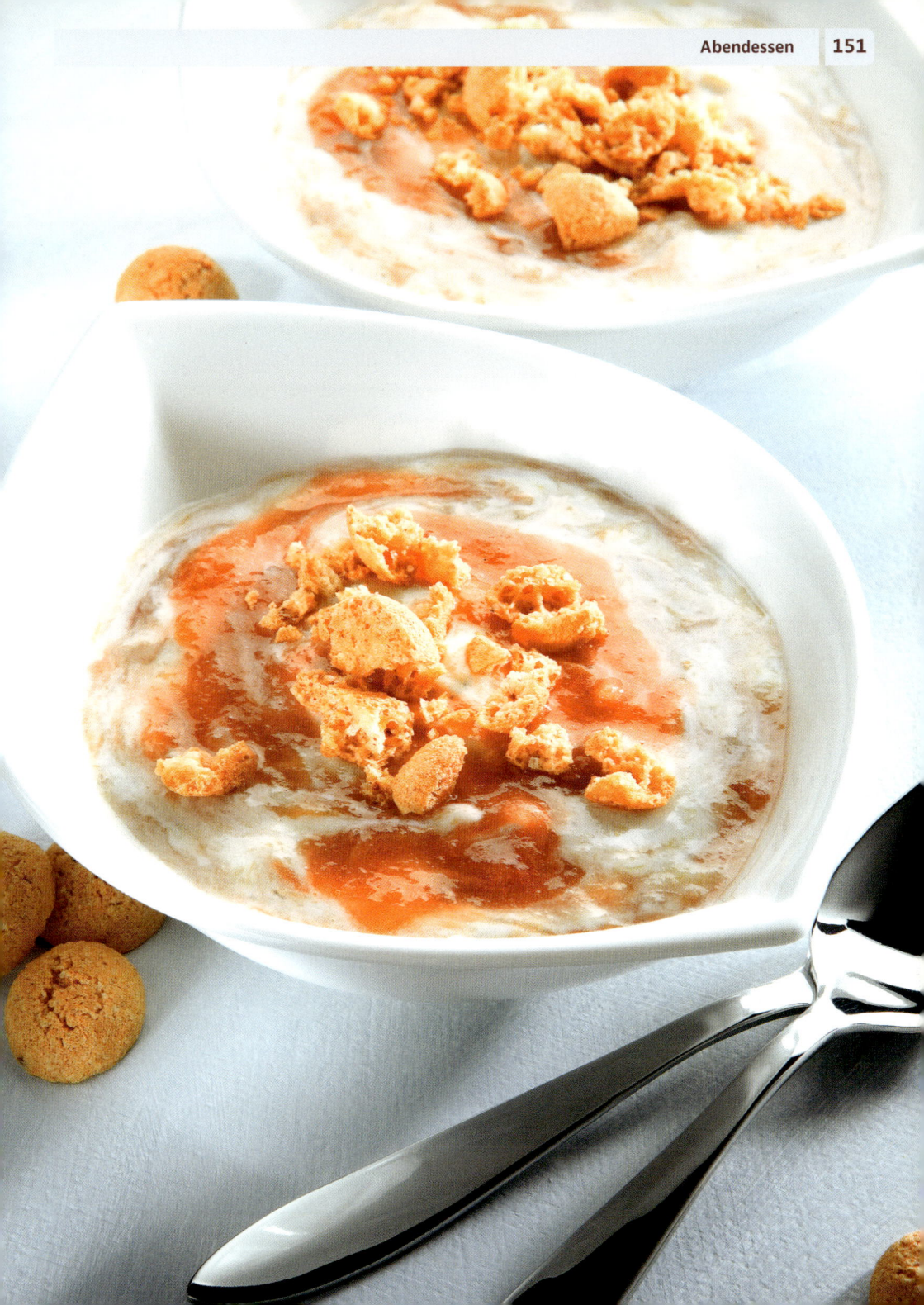

Mango-Dessert mit Vanillequark

Schnell und lecker

Zubereitungszeit: ca. 15 Minuten

Eine Portion enthält:

201 kcal/839 kJ	2 g Ballaststoffe
11 g Eiweiß	3,3 g Laktose
1 g Fett	9 g Fruktose
34 g Kohlenhydrate	

Zutaten für 2 Portionen

2 reife Mangos

1 kleines Glas Maracujasaft (100 ml)

1 Becher Magerquark (250 g)

2 EL Milch, 1,5 % Fett

1 EL Honig

½ Vanilleschote

Zubereitung

1 Die Mangos schälen und in Scheiben vom Kern schneiden. Die Hälfte in schmale Spalten schneiden und beiseite legen. Das restliche Mangofruchtfleisch zusammen mit dem Maracujasaft pürieren.

2 Den Quark mit Milch und Honig glatt rühren. Die Vanilleschote der Länge nach halbieren und das Mark herauskratzen. Das Vanillemark unter den Quark rühren.

3 Das Mangopüree in zwei Dessertschälchen füllen, den Vanillequark daraufgeben. Mit den restlichen Mangospalten garnieren und servieren.

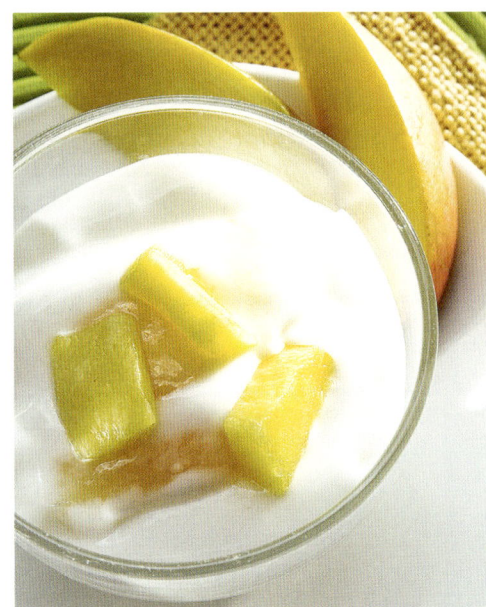

Milchreis mit Gewürzaroma

Im Winter besonders lecker

Zubereitungszeit: 10 Minuten
Garzeit: ca. 40 Minuten

Eine Portion enthält:

336 kcal/1406 kJ	2 g Ballaststoffe
7 g Eiweiß	6,2 g Laktose
9 g Fett	4,6 g Fruktose
56 g Kohlenhydrate	

Zutaten für 2 Portionen

250 ml Milch, 1,5 % Fett

1 Stück Bio-Zitronenschale, ca. 5 cm lang

2 EL brauner Zucker

1 Prise Salz

65 g Rundkornreis

1 Apfel

1 EL Zitronensaft

1 EL Butter

¼ TL Lebkuchengewürz

Zubereitung

1 In einem kleinen Topf Milch, Zitronenschale, 1 EL Zucker, Salz und Reis zum Kochen bringen. Bei milder Hitze 30 bis 35 Minuten zugedeckt quellen lassen, dabei ab und zu umrühren. Reis in eine Schüssel füllen und lauwarm abkühlen lassen.

2 Den Apfel waschen, ungeschält vierteln und entkernen. Die Viertel in je 3 bis 4 Spalten schneiden und sofort mit Zitronensaft beträufeln, damit sie sich nicht verfärben. In einer kleinen Pfanne die Butter zerlassen und die Apfelstücke darin bei mittlerer Hitze auf jeder Seite 2 Minuten braten.

3 Den restlichen Zucker und das Lebkuchengewürz mischen. Die Zitronenschale aus dem Milchreis entfernen und diesen mit den Apfelspalten und dem Lebkuchenzucker anrichten.

Kirschgrütze
mit Zitronensorbet

Besonders fruchtig mit Sauerkirschen

Zubereitungszeit: 5 Minuten
Garzeit: 3–4 Minuten

Eine Portion enthält:

244 kcal/1018 kJ	2 g Ballaststoffe
2 g Eiweiß	0 g Laktose
1 g Fett	9,2 g Fruktose
53 g Kohlenhydrate	

Zutaten für 2 Portionen

250 g entsteinte Sauerkirschen (TK)

125 ml Kirschsaft

1 EL Zucker

1 EL Vanillepuddingpulver

4 Kugeln Zitronensorbet

Zubereitung

1 Die Kirschen auftauen lassen, zwei Drittel davon mit 100 ml Kirschsaft und dem Zucker aufkochen. 25 ml Kirschsaft mit dem Puddingpulver glatt rühren, in den heißen Saft rühren und einmal aufkochen lassen. Abkühlen lassen und die übrigen Kirschen untermischen.

2 Das Zitronensorbet in 2 Dessertschalen verteilen und die Kirschgrütze darübergeben.

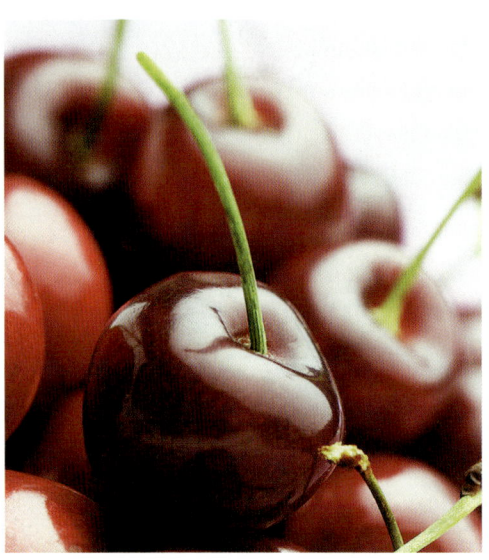

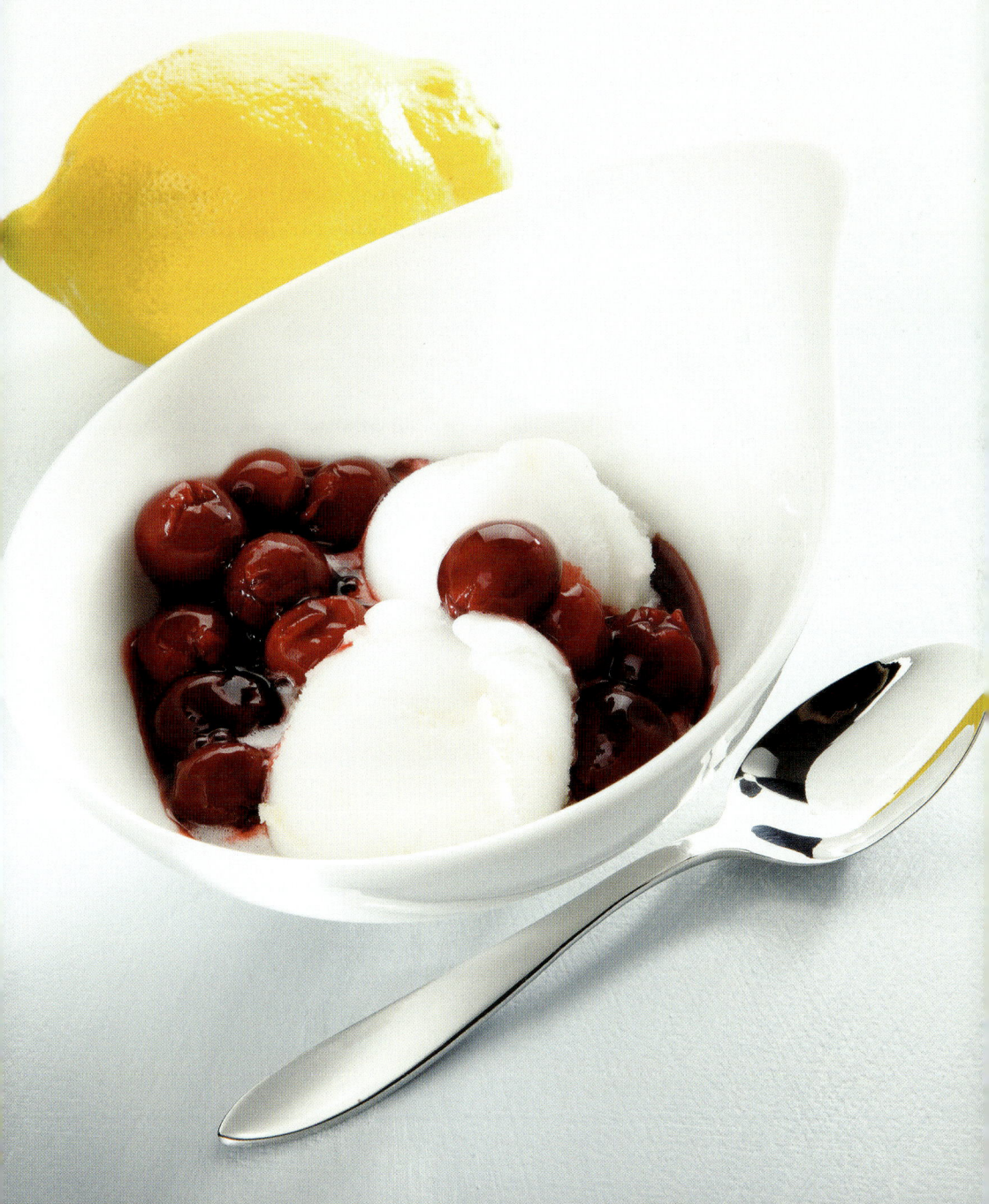

ANHANG

Wichtige Adressen

Deutsche Reizdarmselbsthilfe e. V.
Postfach 700218
60552 Frankfurt am Main
Tel.: 01805 896106
www.reizdarmselbsthilfe.de
Bei der Deutschen Reizdarmselbsthilfe
erhalten Sie Broschüren und Mailings
sowie die Vereinszeitschrift „Darm Vital".
Sie veranstaltet regionale Arzt-Patienten-
Seminare und die Jahrestagung
„Deutscher Reizdarmtag". Außerdem
unterstützt sie regionale Selbsthilfe-
gruppen bei deren Projekten wie
Arbeitskreisen oder Stammtischen.

**Deutsche Gesellschaft zur Bekämpfung der
Krankheiten von Magen, Darm und Leber
sowie von Störungen des Stoffwechsels
und der Ernährung (Gastro-Liga) e. V.**
Friedrich-List-Straße 13
35398 Gießen
Tel.: 0641 974810
www.gastro-liga.de

**Deutsche Gesellschaft für Verdauungs- und
Stoffwechselkrankheiten (DGVS)**
Olivaer Platz 7
10707 Berlin
Tel.: 030 3198315000
www.dgvs.de

**Deutsche Gesellschaft für Ernährung
(DGE) e. V.**
Godesberger Allee 18
53175 Bonn
Tel.: 0228 3776600
www.dge.de

**Deutsches Kompetenzzentrum Gesund-
heitsförderung und Diätetik (DKGD) e. V.**
Almut Müller
Haddamshäuser Weg 4a
35096 Weimar an der Lahn
www.dkgd.de

**Bundeszentrale für gesundheitliche
Aufklärung (BZgA)**
Ostmerheimer Straße 220
51109 Köln
Tel.: 0221 89920
www.bzga.de

Internetadressen

www.daem.de
Deutsche Akademie für Ernährungs-
medizin (DAEM) e. V.

www.dgem.de
Deutsche Gesellschaft für Ernährungs-
medizin e. V.

www.ugb.de
Verein für unabhängige Gesundheits-
beratung e. V.

www.diaetverband.de
Bundesverband der Hersteller von
Lebensmitteln für eine besondere
Ernährung (kurz: Diätverband) e. V.

www.svendavidmueller.de
Diät- und Ernährungsberatung – viele
Links zu wichtigen Organisationen im
Ernährungsbereich

www.bzga.de
Internetseite der Bundeszentrale für
Gesundheitliche Aufklärung (BZgA) –
Informationen über eine gesunde
Ernährungsweise

Lesetipps

Sven-David Müller, Christiane Weißen-
berger, Ernährungsratgeber Magen und
Darm, 2., aktualisierte Auflage,
Schlütersche Verlagsgesellschaft mbH,
Hannover

Sven-David Müller, Christiane Weißenberger, Ernährungsratgeber Laktoseintoleranz, Schlütersche Verlagsgesellschaft mbH, Hannover

Sven-David Müller, Christiane Weißenberger, Ernährungsratgeber Fruktoseintoleranz, Schlütersche Verlagsgesellschaft mbH, Hannover

Sven-David Müller, Christiane Weißenberger, Ernährungsratgeber Morbus
Crohn und Colitis ulcerosa,
2., aktualisierte Auflage, Schlütersche
Verlagsgesellschaft mbH, Hannover

Sven-David Müller, Almut Carlitscheck,
Entspannung – so genießen Sie jeden Tag,
Schlütersche Verlagsgesellschaft mbH,
Hannover

Register

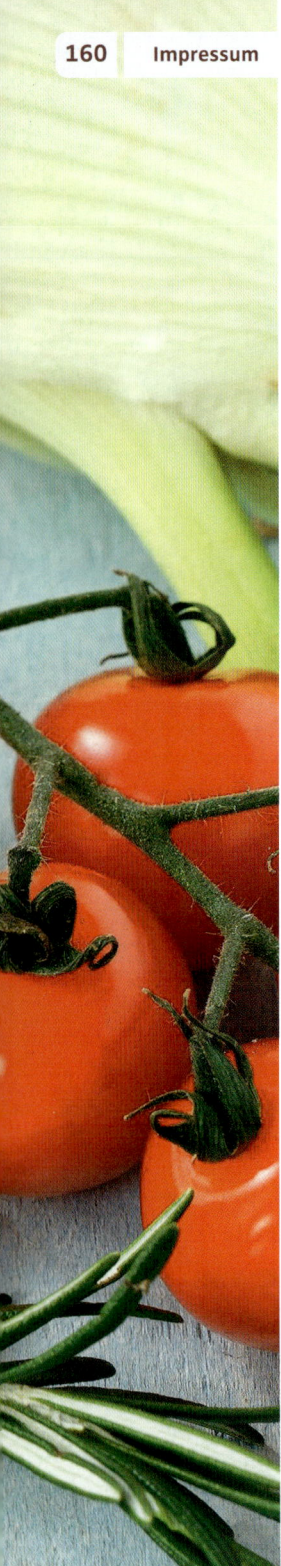

Bibliografische Information der Deutschen Nationalbibliothek
Die Deutsche Nationalbibliothek verzeichnet diese Publikation in der
deutschen Nationalbibliografie; detaillierte bibliografische Daten sind im
Internet über http://dnb.ddb.de/ abrufbar.

ISBN 978-3-89993-627-8 (Print)
ISBN 978-3-8426-8393-8 (PDF)

Fotos:
Umschlag: Titelfoto: gettyimages
123rf.com: Eva Gruendemann: 1, 6, 9, 59, 75; Jacek Nowak: 20/21;
Corinna Gissemann: 29, 37, 80, 124; Elina Manninen: 62/63; Daphoto: 64;
Mariia Komar: 76; Galina Starintseva: 85; Massman: 98; Robyn
Mackenzie: 107; Lilyana Vynogradova: 109; Viktoriia Borysenko: 127, 160;
Nikkiphoto: 133; Nikkiphoto: 141; Margouillat: 150
Fotolia.com: U. Hardberck: 2, 5; Detailblick: 10/11; Corinna Gissemann: 23,
39, 51, 67, 111; Marco Mayer: 24; Monkey Business: 27; ChantalS: 30;
HLPhoto: 33, 140; m-produktfotos.de: 41; Elenathewise: 43; Herby
(Herbert) Me: 46/47; Cirquedesprit: 49; Daorson: 60; Ovidiu Iordachi: 68;
matka_Wariatka: 70; AGphotographer: 74; Andreas F.: 77, 123; Marie
DEPREZ: 82; Bilderbox: 83; Barbara Pheby: 89; Lilyana Vynogradova: 101;
Eva Gruendemann 129; JJAVA: 103, 132; Fotogal: 106; sil007: 110;
soniaC: 121; Oliver Hoffmann: 134; Mara Zemgaliete: 137; Viktorija: 139;
Konstantin Sutyagin: 143; Barbara Pheby: 147
iStockphoto.com: Elena Elisseeva: 55; Nicolebranan: 136;
Ivonne Wierink-vanWetten: 148; Yoko Bates: 150; Elke Dennis: 154
MEV-Verlag, Germany: 90
Luitgard Kellner: 15
Ingo Wandmacher: 69, 71, 72, 73, 79, 81, 87, 91, 95, 99, 100, 102, 113, 115,
119, 125, 135, 145, 151, 152, 155;

© 2012 Schlütersche Verlagsgesellschaft mbH & Co. KG
Hans-Böckler-Allee 7, 30173 Hannover
www.schluetersche.de

Lektorat: Angelika Stenz, Steinheim an der Murr
Layout: Groothuis, Lohfert, Consorten, Hamburg
Covergestaltung: Kerker + Baum Büro für Gestaltung, Hannover
Satz: Die Feder Konzeption vor dem Druck GmbH, Wetzlar
Druck und Bindung: Grafisches Centrum Cuno GmbH & Co. KG, Calbe
Hergestellt in Deutschland.